1

BIBLIOTHÈQUE NATIONALE.

DÉPARTEMENT DES IMPRIMÉS.

Paris, le 29 7bre 1917

2176

Monsieur le Directeur,

L'exemplaire du dépôt légal de Muguet — La Radioactivité 1917

livré à la Bibliothèque nationale par le Ministère de l'Intérieur, est incomplet des ~~numéros~~ quatre planches en couleurs hors texte

Les publications dont les exemplaires déposés sont incomplets ne peuvent être incorporées dans les collections de la Bibliothèque nationale qu'après d'assez longs délais. J'ai cru devoir vous signaler une lacune aussi regrettable et vous demander s'il vous serait possible de la combler, à titre gracieux, en mettant ces ~~numéros~~ planches à notre disposition.

Agréez, Monsieur, l'assurance de ma considération distinguée.

Le Conservateur,

[signature]

Monsieur O. Doin Place de l'Odéon, 8 (VIe)

6970-50-1907. [8628]

PARIS, O. Doin et Fils, Éditeurs, 1917.

A. MUGUET

La Radioactivité

et les

Principaux Corps radioactifs

Applications Médicales
Scientifiques et Industrielles

Avec 48 figures et 4 planches en couleurs.

PARIS, O. Doin et Fils, Éditeurs, 1917.

LA

RADIOACTIVITÉ

LA

RADIOACTIVITÉ

ET LES

PRINCIPAUX CORPS RADIOACTIFS

APPLICATIONS SCIENTIFIQUES MÉDICALES ET INDUSTRIELLES

PAR

A. MUGUET

INGÉNIEUR-CHIMISTE

Avec 48 figures dans le texte
et 4 Planches en couleurs hors texte.

(Les 4 planches en couleur manquent)

PARIS

OCTAVE DOIN ET FILS, ÉDITEURS

8, PLACE DE L'ODÉON, 8

1917

AVANT-PROPOS

Le but de cet ouvrage est de présenter, sous une forme aussi restreinte que possible, cette partie nouvelle de la Science que M. et Mme Curie ont appelée *la Radioactivité*.

Nous avons voulu montrer à tous ce qu'est la Radioactivité, son importance croissante, et ce que sont les divers corps radioactifs connus à ce jour ; comment on les identifie et comment on les mesure.

Pour un exposé simple, nous avons dû souvent citer les faits sans nous étendre dans leurs explications, renvoyant ceux des lecteurs qu'un plus grand développement intéresserait, soit au *Traité de Radioactivité* de Mme Curie, soit aux ouvrages de Rutherford, Soddy, etc.., ainsi qu'aux *Comptes rendus* de l'Académie des Sciences.

LA RADIOACTIVITÉ

ET

LES PRINCIPAUX CORPS RADIOACTIFS

CHAPITRE I

LA RADIOACTIVITÉ

La Radioactivité est la propriété que possèdent certains corps d'émettre spontanément un rayonnement spécial, d'origine essentiellement atomique, doué de propriétés particulières, lui permettant d'exercer des actions chimiques ou physiques capables de rendre les gaz conducteurs de l'électricité, d'impressionner les plaques photographiques, d'exciter la fluorescence, etc.

Cette nouvelle découverte, qui devait avoir une si grande influence sur l'étude des sciences en général, est due à un savant français, Henri Becquerel.

Lorsque Röntgen eut découvert les propriétés des rayons émis par l'ampoule de Crookes, de nombreux savants entreprirent l'étude de ces rayons.

Les rayons cathodiques rendant fluorescentes les parois de l'ampoule, Henri Poincaré émit l'hypothèse que les rayons de Röntgen accompagnaient cette fluorescence, qu'elle qu'en soit la cause[1].

En 1896, Henri Becquerel, voulant confirmer cette hypothèse, commença une série d'expériences sur les corps fluorescents.

Étudiant l'action des sels d'urane, il fit agir sur des plaques photographiques, enveloppées soigneusement de papier noir, des cristaux de sulfate double d'urane et de potasse rendus fluorescents par l'action de la lumière[2].

Après développement, les plaques montrèrent l'image des cristaux.

Reprenant la même expérience en interposant des corps métalliques tels que : médailles, pièces de monnaie, etc. entre les cristaux et la plaque photographique, il obtint sur ces plaques l'image des corps interposés.

Il n'y avait donc aucun doute, le rayonnement agissant sur la plaque était bien émis par les cristaux de sel d'urane.

Ces expériences, reprises avec les mêmes cristaux dans une chambre noire, en supprimant ainsi

[1] H. Poincaré, *Revue générale des Sciences*, 30 janvier 1896.
[2] H. Becquerel, *Comptes rendus*, 1896.

la fluorescence produite par l'exposition du sel d'urane à la lumière, donnèrent les mêmes résultats[1].

L'action sur la plaque photographique était donc indépendante de la fluorescence, ce qui faisait rejeter l'hypothèse de Poincaré. Elle provenait de la substance même des cristaux de sel d'urane; *la radioactivité des corps était découverte.*

Continuant l'étude de ces rayons, qu'il appela *rayons Uraniques*, Henri Becquerel prouva qu'ils étaient différents des rayons lumineux; que, contrairement à ces derniers, ils ne se réfractaient pas, ils ne se réfléchissaient pas, ils ne se polarisaient pas; qu'ils étaient conducteurs de l'électricité; qu'enfin ils étaient capables de traverser des feuilles métalliques minces[2]. Ces conclusions, contrairement à ce qu'avait tout d'abord pensé Becquerel, confirmaient ce que venait de signaler Rutherford.

Mme Curie signala les mêmes phénomènes obtenus avec les composés du Thorium[3].

[1] Nous devons rappeler ici que les premiers travaux sur la phosphorescence et la fluorescence de certains corps et, en particulier, des sels d'urane, sont dus à Edmond Becquerel, père de Henri Becquerel. Quant à l'action des sels d'urane sur la plaque photographique, dans l'obscurité, elle avait déjà été signalée par Niepce de Saint-Victor.

[2] H. Becquerel, *Comptes rendus*, 1899.

[3] Mme Curie, *Comptes rendus*, 1898.

La belle découverte de Henri Becquerel devait entraîner, deux ans plus tard, celle du Radium par M. et Mme Curie[1], et, par la suite, celles de nombreux autres corps radioactifs.

Tant par les nouveaux corps que par les théories qu'elle permettait d'émettre, elle ouvrait un vaste champ de recherches aux sciences en général, dont il n'est pas, aujourd'hui, une branche qui ne lui soit redevable d'un progrès accompli.

Le rayonnement émis par les corps radioactifs, constitué par la projection de particules d'atomes en voie de désintégration, ne présente aucune analogie avec la transformation chimique d'un corps en un autre corps. Outre cette émission de particules, un corps radioactif engendre, en se transformant, un autre corps, de poids atomique plus faible; corps qui, à son tour, va donner naissance à un corps nouveau et à une projection de particules. Il y a donc bien fragmentation de l'atome[2].

Le Radium, par exemple, de poids atomique 226,4, dont la période de désactivation, c'est-à-dire la perte de moitié, est de deux mille ans environ, proviendrait, par une suite de désintégrations successives, de l'Uranium, de poids atomique 238,4, dont la période de désactivation est

[1] M. et Mme Curie et Bémont, *Comptes rendus*, décembre 1898.

[2] Mme Curie, *Revue générale des Sciences*, 1899; *Revue scientifique*, 1900.

de l'ordre de cinq à six milliards d'années. La désintégration continuant, le Radium donnerait finalement un corps paraissant être le plomb, de poids atomique 207,1 et ne montrant aucune radioactivité, tout au moins avec les moyens, cependant très sensibles, dont nous disposons aujourd'hui.

Il est permis, néanmoins, d'admettre que la fragmentation de l'atome continue, aboutissant ainsi à la désintégration totale de la matière.

Loin de renverser la théorie atomique admise, la découverte de la radioactivité la complète. L'atome, que nous définissions *la plus petite partie de la division de la matière que les connaissances actuelles nous permettent de concevoir*, devient *la plus petite fraction de la matière pouvant entrer en jeu dans une réaction chimique.*

Elle vient renforcer l'idée de l'existence d'un *Élément primordial unique.* Les particules de cet *Élément,* unies entre elles sous une infinité de formes et de proportions, engendreraient les atomes; ces mêmes atomes, en se réunissant, formeraient les molécules.

Élément, atomes, molécules, constituant l'infinité des matières qui composent les Mondes, sont donc destinés, inexorablement, à se désintégrer au cours des milliers de siècles et à retourner dans le domaine de l'impondérable.

On voit donc, par l'étude de la radioactivité elle-même et par celles qui en dérivent, la portée immense de cette découverte, tant au point de vue scientifique qu'au point de vue philosophique.

PROPRIÉTÉS GÉNÉRALES DES CORPS RADIOACTIFS

Avant d'aborder l'étude particulière de chacun des principaux corps radioactifs, nous exposerons les propriétés communes à plusieurs ou à tous.

Les corps radioactifs donnent lieu à des phénomènes divers, d'origine essentiellement atomique.

Ils sont surtout caractérisés par une émission de particules appelée rayonnement, capable de produire des effets chimiques ou physiques : impression des plaques photographiques, action physiologique sur les corps organisés, fluorescence, conductibilité électrique, etc....

Certains émettent de la chaleur et de la lumière.

La radioactivité d'un corps n'est modifiée ni par la forme chimique ni par la forme physique auxquelles le corps est lié, et elle est proportionnelle à la quantité atomique de l'élément radioactif.

Le rayonnement est capable de traverser les

gaz, les liquides et même les solides, ce rayonnement étant plus ou moins absorbé par ces corps.

Cette absorption est proportionnelle à la densité du corps traversé. Les particules en mouvement, douées d'une énergie considérable, abandonnent cette énergie lors de la pénétration du corps formant écran ; plus ce corps sera dense, plus la dépense d'énergie nécessaire pour le traverser sera grande, et conséquemment, plus forte sera l'absorption.

Cette propriété de traverser les corps solides représente un véritable bombardement dans lequel les particules constituant le rayonnement forment autant de projectiles.

Ce phénomène est mis en évidence par la désagrégation plus ou moins rapide des corps traversés. Une lame d'aluminium mince, par exemple, soumise aux rayons du Radium, présente, au bout de quelque temps, un aspect martelé caractéristique et devient très cassante. Le papier s'effrite au bout de peu de temps, n'ayant plus aucune cohésion.

Henri Becquerel a montré que ce rayonnement se propage dans l'air et dans le vide suivant une direction rectiligne, et qu'un courant d'air est sans action sur lui.

M. et Mme Curie, en étudiant les rayons uraniques, cherchèrent si d'autres corps présentaient des phénomènes analogues. Ils en trouvèrent, ainsi que nous l'avons déjà dit, dans les composés du Thorium.

Cependant, alors que les rayons uraniques sont de même intensité sous des épaisseurs différentes de matière, les rayons thoriques sont plus forts, sous de plus fortes épaisseurs.

Ils en déduisirent qu'une couche mince suffit pour arrêter les rayons uraniques, alors que les rayons thoriques, plus pénétrants, sont capables de traverser des épaisseurs plus grandes.

Les études faites à ce jour ont fait connaître trois familles de corps radioactifs.

La famille de l'Uranium,

La famille de l'Actinium,

La famille du Thorium.

On a encore signalé que le Potassium aurait une radioactivité mille fois plus faible que l'Uranium.

Le Rubidium serait également radioactif.

Les théories actuelles de la radioactivité permettent d'entrevoir une grande quantité de corps radioactifs, solides ou gazeux. Leur existence parfois éphémère, ou leur état extrême de dilution, ne permettront peut-être pas de les identifier tous.

On peut, vraisemblablement, admettre l'hypothèse que tous les corps se détruisent, c'est-à-dire sont radioactifs, mais que nos moyens sont encore insuffisants pour nous permettre de constater cette radioactivité.

Parmi les corps radioactifs, les uns, comme l'Uranium, le Thorium, le Radium, semblent posséder une activité permanente, même après plusieurs années, alors que d'autres, tels que le Polonium, le Mésothorium, possèdent une activité diminuant assez rapidement.

MM. Rutherford et Soddy ont établi, en 1903, une théorie d'après laquelle il n'existe pas de substance radioactive invariable. Chacune d'entre elles subit une destruction plus ou moins rapide, les diverses phases de la destruction donnant un corps chimique différent, doué d'un rayonnement caractéristique.

Ces transformations spontanées, s'accomplissant sans l'intervention d'aucune force extérieure, sont donc bien d'origine intraatomique et correspondent à une fragmentation de l'atome.

Les causes de ces transformations, qui ont lieu quelle que soit la forme physique ou chimique sous laquelle se trouve la substance radioactive, sont encore inconnues et n'ont jamais pu être ni avancées ni retardées.

Un corps radioactif engendré par la désagrégation atomique de celui qui le précède, provenant de la division de l'atome en un certain nombre d'autres particules, sera donc d'un poids atomique plus faible que le poids atomique de celui-ci.

Au cours de son existence, un corps radioactif, en se transformant, donne naissance à un autre corps, lequel en engendre un autre, et ainsi de suite.

L'action exercée par un corps radioactif n'est donc pas due seulement à ce corps lui-même, mais à un mélange complexe de ce corps et de ceux qui en dérivent.

Une transformation physique ou chimique d'un corps radioactif, venant chasser ces différents dérivés, peut donc modifier la puissance radioactive, en la diminuant : on obtient l'*Activité initiale*.

Les corps de transformations vont se reformer, tout en se détruisant eux-mêmes. Cependant, il arrivera un moment où la quantité détruite sera compensée par la quantité produite. On aura alors l'*Activité finale*. Le produit envisagé sera dit en *Équilibre radioactif*. Dans la plupart des cas, cet équilibre est acquis après quatre à six semaines.

Il ne faut pas confondre la radioactivité avec la propriété que possèdent certains corps de présenter dans des conditions particulières, des phénomènes lumineux ou électriques.

Par exemple : le phosphore en s'oxydant émet des rayons lumineux et rend l'air conducteur de l'électricité.

Le sulfate de quinine chauffé produit, en se

refroidissant, la décharge des corps électrisés, et en s'oxydant devient lumineux.

Ce sont là des phénomènes dus à une action chimique n'ayant rien d'analogue avec la radioactivité.

La radioactivité, action toute spontanée, est due à la transmutation des corps. Ce phénomène, prévu par MM. Rutherford et Soddy, a été mis en lumière par MM. Ramsay et Soddy, qui montrèrent en 1903 la production d'Hélium dans un tube contenant du Radium.

Émanations. — Le Thorium[1], le Radium[2], l'Actinium[3], dégagent, d'une manière continue et spontanée, des gaz radioactifs qu'on a appelés *Émanations*, gaz dont l'activité disparaît en peu de temps et qui sont capables de se condenser sur les corps avec lesquels ils sont en contact en communiquant ainsi à ces corps une activité éphémère appelée *Activité induite*[4].

Cette activité, produite par les nouveaux corps engendrés par la désintégration de l'émanation, s'atténue et disparaît en un temps variant de quelques heures à quelques jours.

Au point de vue chimique, les émanations se

[1] Rutherford, janvier 1900.
[2] Curie et Debierne, *Comptes rendus*, 1901.
[3] Debierne, *Comptes rendus*, 1900, 1903, 1904.
[4] M. et Mme Curie, *Comptes rendus*, novembre 1899. — Rutherford, 1900.

comportent comme des gaz parfaitement inertes.

On a fait passer ces émanations dans des tubes chauffés au rouge, contenant ou non de la mousse de platine, mélangées à l'hydrogène sur de la poudre de magnésium portée au rouge. On les a fait passer par barbotage dans différentes solutions acides ou alcalines. Des mélanges d'émanations et d'oxygène ont été soumis à l'étincelle électrique. Ces émanations n'ont subi aucune transformation.

Les émanations sont donc des gaz de nature spéciale engendrés par les corps radioactifs, dont elles sont un produit de transformation.

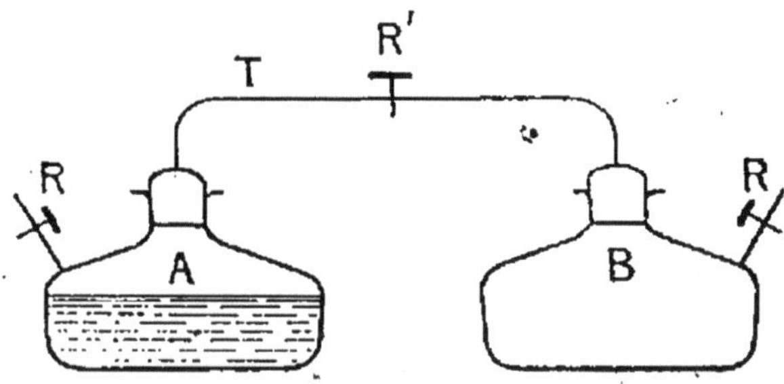

Fig. 1. — Appareil montrant la production de l'émanation.
A. Ballon contenant une solution de sel de Radium.
B. Ballon contenant du sulfure de zinc phosphorescent.

M. Rutherford a, en effet, constaté qu'elles subissent l'action des courants d'air, qu'elles se dégagent plus facilement lorsqu'on chauffe le corps qui les produit ou le liquide qui les contient.

Elles ne traversent pas les corps solides, même en parois minces. Dissoutes, elles sont entraînées par un barbotage[1].

[1] Curie et Debierne, *Comptes rendus*, 1901.

On peut montrer la production de l'émanation par une solution d'un sel de Radium, par exemple, au moyen de l'appareil suivant (fig. 1).

Le ballon A, muni d'un robinet R, contenant une solution de Radium, est relié au moyen du tube T portant un robinet R′ avec un ballon semblable B contenant du sulfure de zinc.

Étant dans une chambre noire, on constate que B ne présente aucune luminosité.

On ouvre le robinet R du ballon B, et, par aspiration, on fait un léger vide dans ce ballon. On referme le robinet. On ouvre le robinet R du ballon A, et enfin R′ du tube T. L'émanation contenue en A est aspirée en B, et le sulfure de zinc devient luminescent.

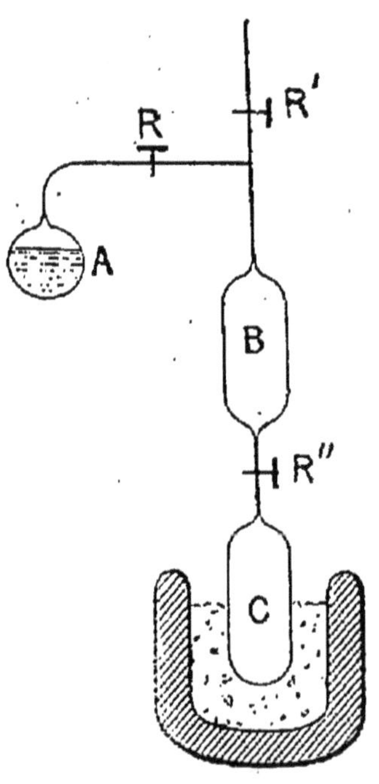

Fig. 2. — Condensation de l'émanation.

MM. Rutherford et Soddy[1] ont montré la condensation de l'émanation par l'abaissement de température, au moyen du dispositif ainsi constitué (fig. 2).

Une solution de sel de Radium étant placée dans le ballon A, on fait un léger vide en B et C en fermant R et ouvrant R′ et R″.

[1] Rutherford et Soddy, 1903.

On ferme R′ et on ouvre R. Les deux réservoirs B et C garnis de sulfure de zinc deviennent phosphorescents.

On plonge alors C dans l'air liquide. Au bout d'une heure environ, B a presque perdu toute sa luminosité, alors que C est encore lumineux. Cette luminosité étant affaiblie par la basse température, si l'on referme R″ et qu'on retire C de l'air liquide, la luminosité augmente. Si l'on ouvre de nouveau R″, B redevient lumineux.

Évolution des corps radioactifs. Période de désactivation et Vie moyenne. — Le rayonnement des corps radioactifs est dû à une fragmentation de l'atome. Cette fragmentation, ou dislocation du système atomique du corps, libère l'énergie emmagasinée dans l'atome sous forme de projections de particules produisant le rayonnement.

Ces faits, déjà pressentis par M. et Mme Curie dès 1900, ont permis à MM. Rutherford et Soddy d'établir, en 1903, la théorie de transformation des corps radioactifs. Véritable théorie de transmutation des éléments, visible dans ceux où le phénomène est assez rapide, elle peut s'étendre aux éléments en général.

Le rayonnement correspondant à une projection de particules d'atomes, il y a donc perte de poids de ces atomes, et, par conséquent, perte de poids de la substance.

La quantité de particules détruite dans l'unité de temps est proportionnelle à la quantité existante. La désagrégation portant sur l'ensemble des atomes, les corps radioactifs se détruisent donc, non pas d'une façon régulière, mais suivant une vitesse d'autant plus lente que l'on tend vers o.

Si l'on envisage un atome comme formé d'une quantité q d'éléments (fig. 3), un certain temps

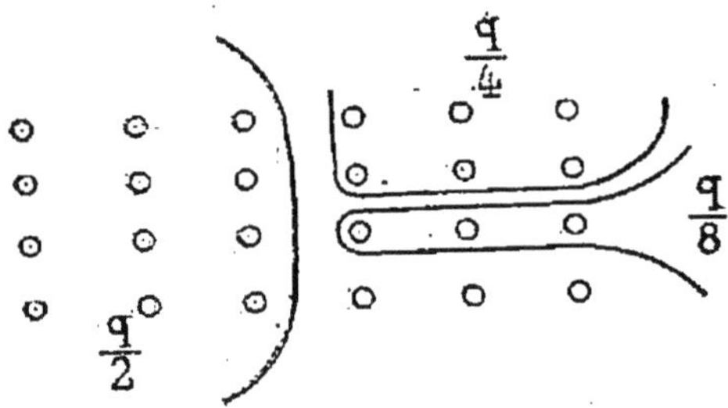

Fig. 3. — Destruction de l'atome.

t sera nécessaire pour la destruction de la moitié $\frac{q}{2}$ de la quantité initiale. Cette destruction continuant, il y aura pendant un second temps t, égal au premier, perte de la moitié de la quantité restant, soit $\frac{q}{4}$. De même, pendant un troisième temps t, il y aura perte de la moitié du reste, soit $\frac{q}{8}$, etc...

Les corps radioactifs évoluent donc dans le temps

suivant une loi exponentielle d'après laquelle la moitié d'une quantité d'un corps radioactif se transforme dans un temps constant quelle que soit cette quantité. C'est cette constante de temps qu'on a appelée *période de désactivation*. Toute substance radioactive a une période qui lui est propre, et qui peut servir à caractériser cette substance.

Cette constante, établie théoriquement pour certains corps, a été confirmée par l'expérience pour les corps à évolution rapide.

Soit q la quantité restant après un temps t,

q_0 » initiale,

$e^{-\lambda t}$ » restant après un temps t d'une quantité initiale égale à 1.

λ étant la constante radioactive du corps envisagé, e la base des logarithmes naturels, l'équation exponentielle $q = q_0 e^{-\lambda t}$, représentant l'évolution des corps radioactifs, pourra se traduire par une courbe. La figure 4 montre la courbe de désactivation du Radium, la quantité initiale étant égale à 100.

La perpendiculaire AB indique les quantités de Radium, l'horizontale CD étant la ligne des temps.

On voit que les quantités de Radium diminuent de moitié pour un temps de 1730 ans[1]. C'est sa *période de désactivation*.

[1] Les chiffres de cette nature ne sont que des indications d'ordre de grandeur.

En effet, si nous prenons le point 100 et le

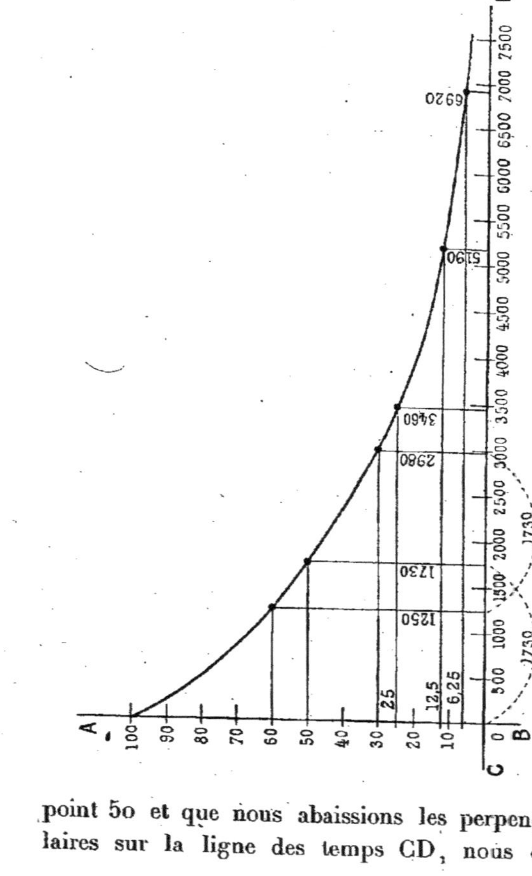

Fig. 4. — Courbe de désactivation du Radium.

point 50 et que nous abaissions les perpendiculaires sur la ligne des temps CD, nous obtenons entre les deux points un temps de 1730 ans.

Si nous faisons de même pour le point 60 et la moitié, soit 30, nous coupons la ligne des temps vers les points 1250 et 2980, soit un temps de 1730 ans entre ces deux points.

La *période de désactivation* d'un corps radioactif est donc le temps pendant lequel une quantité quelconque de ce corps se détruit de moitié.

La *vie moyenne* est le temps qui serait nécessaire pour la destruction d'une quantité, si cette destruction se faisait suivant une vitesse uniforme.

La ligne représentant cette destruction ne sera plus une courbe, mais une droite tangente à la courbe de période au point représentant la quantité envisagée.

Si nous prenons, par exemple, la quantité 100 sur la courbe de déperdition du Radium (fig. 5), la tangente à la courbe coupera la ligne des temps au point 2500 ans. C'est la *vie moyenne* du Radium.

Une tangente au point 50 couperait la ligne des temps au point 4230; soit, de même, un espace de 2500 ans entre les points de rencontre de la perpendiculaire et de la tangente au point 50 avec la ligne des temps.

A la destruction d'un corps radioactif, correspondant la formation d'un autre de ces corps, on pourra représenter cette formation par une courbe de même nature que celle représentant la destruc-

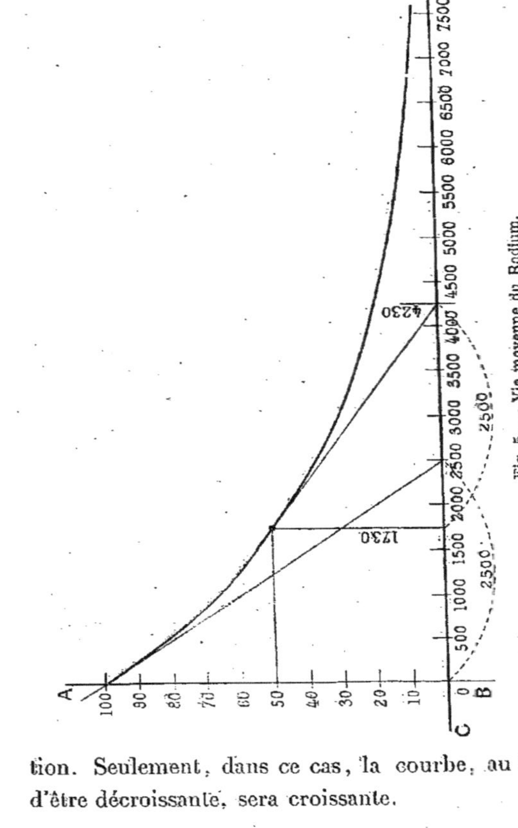

Fig. 5. — Vie moyenne du Radium.

tion. Seulement, dans ce cas, la courbe, au lieu d'être décroissante, sera croissante.

Soit q la quantité produite en un temps t.

Soit Δ la quantité produite dans l'unité de temps, on aura l'équation exponentielle :

$$q = \frac{\Delta}{\lambda}\left(1 - e^{-\lambda t}\right),$$

si la quantité Δ est faite égale à 1, on a l'expression :

$$\frac{1}{\lambda}\left(1 - e^{-\lambda t}\right).$$

Cette expression représente également le temps réduit du temps t, c'est-à-dire le temps qui serait nécessaire pour la production d'une quantité, si le corps ne se détruisait pas.

La figure 6 montre l'accroissement de l'émanation du Radium en vase clos, d'après l'équation ci-dessus, pour une substance mère donnant à l'heure une quantité égale à 1.

La même figure montre la courbe de désactivation de la quantité d'émanation en équilibre avec cette substance mère.

Les courbes représentant la production et la destruction d'un corps radioactif, l'une croissante, l'autre décroissante, sont complémentaires, c'est-à dire telles que la somme de leurs ordonnées est constante et égale à leur valeur limite.

Ainsi qu'on le voit, le point de rencontre des deux courbes a lieu à la quantité 66,578, soit la moitié de la valeur limite, et au temps 3,85 jours, qui est la période de désactivation de l'émanation.

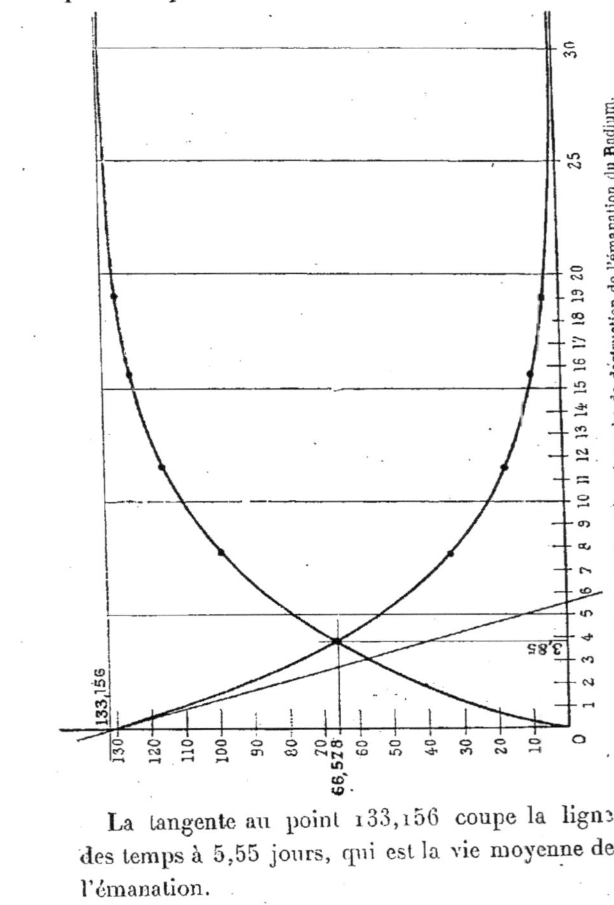

Fig. 6. — Courbe de formation et courbe de destruction de l'émanation du Radium.

La tangente au point 133,156 coupe la ligne des temps à 5,55 jours, qui est la vie moyenne de l'émanation.

Composition du rayonnement. — Rayons α, β, γ. — L'étude du rayonnement a montré qu'il était composé de trois groupes distincts de rayons, que Rutherford a appelés rayons α, rayons β, rayons γ.

Alors que certains corps radioactifs émettent à la fois les trois groupes de rayons, d'autres n'émettent qu'un ou deux groupes.

C'est donc souvent par l'examen des divers rayons émis qu'on arrive à différencier les corps radioactifs entre eux.

Si l'on place dans une cavité creusée dans un bloc de plomb une petite quantité d'un sel de radium, par exemple, un faisceau de rayons presque rectiligne s'échappe de la cavité (fig. 7).

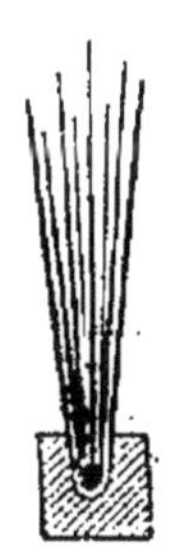

Fig. 7. — Rayonnement du Radium.

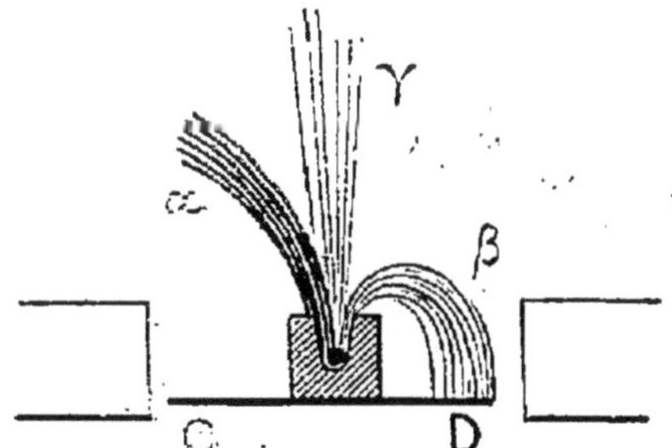

Fig. 8. — Séparation des rayons du Radium.

Si l'on dispose cette cuve de plomb entre les deux pôles d'un électro-aimant, de façon à placer le plan CD normalement au champ magnétique, les trois groupes de rayons se séparent (fig. 8)[1].

Les rayons α, composés de corpuscules chargés d'électricité positive[2], forment un faisceau très intense, représentant la plus grande partie du rayonnement. Ils sont déviés légèrement, de la même manière que les rayons positifs du tube de Crookes et dans le même sens.

Ils sont assez rapidement absorbés par l'air, dont ils ne traversent pas plus de 8 à 10 centimètres.

Ils sont facilement retenus par des écrans; $0^{mm},1$ d'aluminium suffit pour les arrêter.

La grosseur des particules α est de l'ordre de grandeur de l'atome d'Hélium, et leur vitesse est égale au 1 vingtième de celle de la lumière, soit 15000 kilomètres environ par seconde.

Le rayon α, d'après Rutherford, consisterait en un atome d'Hélium chargé d'électricité positive, à raison du double de la charge élémentaire, ou d'un demi-atome portant une seule charge.

Les rayons β, chargés négativement[3], sont déviés par le champ magnétique de la même manière et dans le même sens que les rayons cathodiques. Ils décrivent dans le plan des trajectoires presque circulaires.

[1] Becquerel, *Comptes rendus*, décembre 1899. — Curie, *Comptes rendus*, janvier 1900. — Debierne, *Comptes rendus*, 1900.

[2] Strutt, 1901. — Crookes, 1902. — Rutherford, 1902.

[3] M. et Mme Curie, *Comptes rendus*, 1900.

Leurs particules représentent une masse de l'ordre de grandeur du 1 deux-millièmes de celle des rayons α et sont animés d'une vitesse variant de 1 dixième à 1 de celle de la lumière, soit de 30 000 à 300 000 kilomètres par seconde.

Ils sont moins absorbables que les rayons α.

Ce rayonnement, irrégulièrement absorbé par les écrans, a été différencié en rayons β mous et rayons β durs, ces derniers traversant des écrans capables d'arrêter plus ou moins complètement les premiers.

Les rayons γ[1] forment un faisceau peu intense, presque rectiligne, insensible au champ magnétique.

Les rayons γ ne seraient pas de nature corpusculaire : ils seraient dus à la pulsation de l'éther sous l'influence des chocs violents produits par les rayons β.

M. Bragg les considère cependant comme formés aussi par des particules composées d'un groupe de deux corpuscules chargés l'un positivement, l'autre négativement, se neutralisant.

Les rayons γ sont très pénétrants.

Si, sur la cuvette en plomb (fig. 7), on place un écran d'aluminium de $0^{mm},1$, les rayons α sont totalement absorbés, ainsi qu'une partie des

[1] Découverts par Villard, *Comptes rendus*, 1900.

rayons β. Seuls les rayons γ traversent en entier. Ils traversent non seulement plusieurs millimètres, mais jusqu'à 30 centimètres de plomb.

Ils sont donc plus pénétrants que les rayons X, qui sont arrêtés par 6 à 7 dixièmes de millimètre de plomb.

Les rayons positifs et cathodiques de l'ampoule de Crookes sont très peu pénétrants. 2 millièmes de millimètre d'aluminium arrêtent les rayons cathodiques les plus pénétrants.

La puissance de pénétration des trois sortes de rayonnement varie donc suivant la grosseur et la vitesse des particules qui les composent.

Alors que le rayonnement α, formé de particules dont les dimensions sont de l'ordre de grandeur de l'atome d'Hélium, douées d'une vitesse de 15000 kilomètres par seconde, est arrêté par 10 centimètres d'air, ou par des écrans très minces, le rayonnement β, formé de particules deux mille fois plus petites et douées d'une vitesse beaucoup plus grande, est capable de traverser de plus fortes épaisseurs.

Quant au rayonnement γ d'origine non corpusculaire, simple vibration de l'éther, il se propage avec une vitesse telle, qu'il est capable de traverser des épaisseurs très fortes et qu'il peut être mis en évidence à plusieurs mètres de sa source.

Enfin, la puissance de pénétration des écrans est

en raison inverse de la densité des corps constituant ces écrans. La traversée de ces écrans par le rayonnement donne lieu à la production de rayons secondaires du genre β et γ.

Le nombre de corpuscules émis par seconde par 1 gramme de Ra élément, en équilibre radioactif, est de l'ordre de :

$13{,}6 \times 10^{10}$, soit 136 milliards de corpuscules α.
10×10^{10}, soit 100 milliards de corpuscules β.

Effets physiques des rayonnements. — Les rayonnements ont la propriété de rendre les gaz, l'air en particulier, conducteurs de l'électricité. C'est grâce à cette propriété extrêmement sensible, que l'on peut effectuer les nombreuses mesures et dosages des corps radioactifs.

Les émissions de particules constituant les rayonnements donnent également lieu à certains phénomènes de fluorescence.

L'excitation de la phosphorescence due aux rayonnements des corps radioactifs a été constatée par M. et Mme Curie[1] sur le platinocyanure de baryum. Elle a été étudiée par Henri Becquerel[2], qui a examiné l'effet produit sur les sels d'urane, le diamant, la blende, les sulfures de calcium et de strontium, le rubis, etc...

[1] M. et Mme Curie, *Comptes rendus*, décembre 1898.
[2] H. Becquerel, *Comptes rendus*, 1899.

Les substances phosphorescentes présentent une sensibilité différente avec l'action de la lumière, les rayons X, et les rayons des substances radioactives.

Par exemple, le rubis, sensible à la lumière ultra-violette, est insensible aux rayons du Radium. Le diamant, sensible aux rayons du Radium, n'est pas sensible aux rayons X.

La phosphorescence est réduite par l'interposition d'une feuille de papier noir entre la source du rayonnement et la matière phosphorescente, ce qui prouve qu'une grande partie de l'effet est due aux rayons α.

M. Bary a montré que les sels des métaux alcalins et alcalino-terreux, qui sont tous fluorescents sous l'action des rayons X, le sont également sous l'action des rayons des corps radioactifs[1].

On constate aussi la fluorescence du papier, du coton, du verre.

Avec le platino-cyanure de baryum, on peut constater la fluorescence à plus de 2 mètres de distance, avec une quantité suffisante de sels riches.

Elle peut être également constatée à travers le corps humain.

Le sulfure de zinc est rendu extrêmement lumi-

[1] Bary, *Comptes rendus*, 1900.

neux, et conserve cette luminescence un certain temps après l'action des rayons.

On obtient de belles luminescences, vertes avec le platino-cyanure de baryum, rouges avec le sel de lithium, jaunes avec le sel de sodium.

La Willémite (silicate de zinc) donne une luminescence verte.

La luminosité des substances fluorescentes baisse avec le temps, et l'on constate une transformation de ces substances.

Ces luminescences sont également moins fortes aux basses températures.

Le platino-cyanure de baryum est transformé en une variété brune moins lumineuse. La luminescence est rétablie en partie par l'exposition à la lumière.

Le sulfure de zinc devient noirâtre.

Le verre, fluorescent sous l'action des rayons, est coloré en brun ou en violet, et sa fluorescence diminue[1]. Si l'on chauffe le verre ainsi coloré, il se décolore avec émission de lumière, et reprend sa propriété fluorescente.

Crookes a observé l'altération du diamant. Un diamant de teinte jaune pâle avait pris, après soixante-dix-huit jours, une teinte foncée. Chauffé à 50° pendant dix jours avec du chlorate de

[1] M. et Mme Curie, *Comptes rendus*, novembre 1899.

potasse, le diamant présentait une teinte vert-bleu[1].

Les composés de baryum radifères sont spontanément lumineux. Les sels haloïdes anhydres et secs émettent une lumière intense pouvant permettre de lire. Elle peut être visible à un jour atténué[2].

Avec du chlorure, la lumière change de teinte au bout de quelque temps. Elle devient plus violacée, s'affaiblit; la matière subit une certaine modification et prend une teinte plus foncée.

En dissolvant de nouveau et séchant, on obtient la luminosité primitive.

Les solutions de sels riches sont également lumineuses.

Les cristaux formés dans une telle solution sont plus lumineux que l'eau-mère.

Les sels de Radium constituent le premier exemple de substances spontanément lumineuses.

M. Debierne a constaté que les sels d'Actinium sont également lumineux, et il en est certainement de même pour beaucoup de corps radioactifs.

Cette luminosité des substances phosphorescentes n'est pas continue, mais présente un phénomène très curieux de scintillation, qui a été décou-

[1] Crookes, 1904.
[2] Curie, *Société de Physique*, mars 1899.

vert par Crookes[1], qui l'a mis en évidence au moyen d'un petit appareil, le spinthariscope. Cet appareil (fig. 9) se compose d'un grain de Radium fixé à l'extrémité d'un petit support placé au-dessus d'un écran de sulfure de zinc phosphorescent, formant le fond d'un cylindre. A l'autre extrémité du cylindre est placée une forte loupe permettant de voir l'écran.

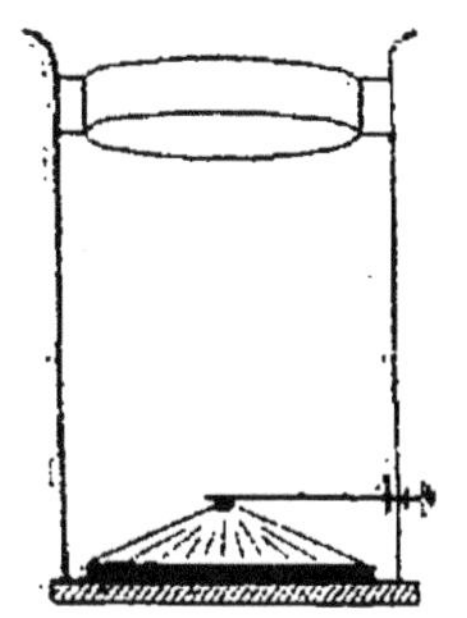

Fig. 9. — Spinthariscope de Crookes.

En examinant l'appareil dans une chambre noire, on aperçoit sur l'écran une véritable pluie d'étoiles.

Les points lumineux sont plus rapprochés dans la région voisine du Radium.

Ce phénomène, insensible aux courants d'air, se produit également dans le vide ; mais il est arrêté par un écran de $0^{mm},1$ d'aluminium interposé entre le Radium et le sulfure de zinc.

On peut en conclure que le phénomène est bien dû à l'action des rayons α. On l'observe, quoique faible, avec les rayons β.

On peut imaginer que l'apparition d'un point lumineux sur l'écran est provoqué par le choc d'un projectile isolé. Dans ce cas, on aurait donc pour la première fois l'image de l'action indivi-

[1] Crookes, 1903.

duelle d'une particule dont les dimensions sont de l'ordre de grandeur d'un fragment d'atome.

D'après Becquerel, la luminescence du sulfure de zinc serait due au clivage des cristaux sous l'influence d'un choc. Les rayons agiraient donc bien comme de véritables projectiles qui, lancés avec une force énorme étant donnée leur vitesse, viendraient briser les cristaux en produisant des clivages et, par suite, la luminescence. Ce fait serait confirmé par la perte de luminosité que présente un écran de sulfure de zinc après quelques années.

Des scintillations analogues peuvent être obtenues avec le Polonium, la radioactivité induite et surtout avec l'Actinium.

On les observe également avec l'Uranium, le Thorium, la Pechblende.

Pour cela, on place au-dessus de la substance un écran transparent dont la partie inférieure est garnie de sulfure de zinc. On observe la scintillation avec une forte loupe.

C'est au moyen d'un dispositif découlant du spinthariscope que divers savants sont arrivés à dénombrer les particules émises par le Radium. Ce dénombrement a été confirmé avec une grande exactitude par la méthode électrométrique de Rutherford.

Effets chimiques des rayonnements. — Aux effets chimiques se rattachent les effets radiographiques (action sur les plaques photographiques), les effets de coloration de certains corps, enfin les actions de décomposition de certains composés chimiques.

Ces phénomènes chimiques ont été signalés par M. et Mme Curie[1].

ACTION SUR LA PLAQUE PHOTOGRAPHIQUE

L'action radiographique des substances fortement radioactives est très intense, mais n'est pas la même pour les divers rayons.

Alors que le Radium, par exemple, qui émet, étant en équilibre radioactif, les trois rayons α, β, γ, donne des radiographies à plus de 2 mètres de distance, le Polonium, qui n'émet que des rayons α, n'agit qu'à des distances très petites; son action est supprimée par des écrans très minces.

Les métaux, sauf l'aluminium, sont en général opaques. Les chairs et les os sont également transparents.

Les rayons β, en traversant l'objet à radiographier, subissent une certaine diffusion et donnent des images floues.

[1] M. et Mme Curie, *Comptes rendus*, novembre 1899.

En opérant à une distance suffisante, on a, par suite de l'action presque exclusive des rayons γ rectilignes, des images très nettes. Ce rayonnement ne représentant qu'une faible partie du rayonnement total, les temps de pose devront être plus longs.

Les plus belles épreuves seront obtenues en opérant à une distance de quelques centimètres, en absorbant les rayons α par un écran et déviant les rayons β par un électro-aimant.

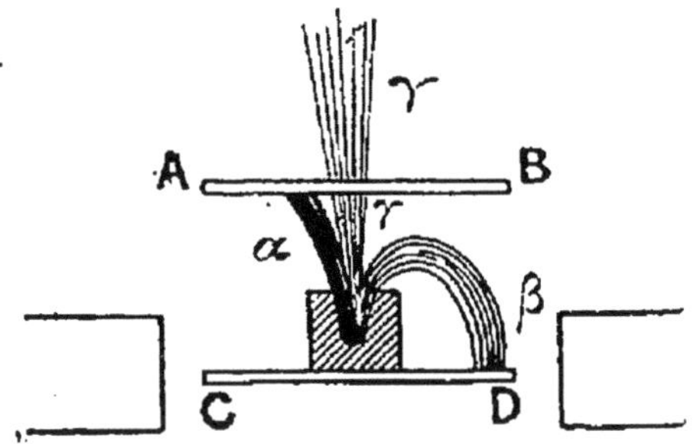

Fig. 10. — Constatation, au moyen de la photographie, de la séparation des rayons du Radium par le champ magnétique.

On peut, au moyen de l'action du rayonnement sur la plaque photographique, différencier facilement les trois sortes de rayons.

Reprenant le dispositif de la figure 8, si l'on place (fig. 10) une plaque photographique en AB à quelques centimètres au-dessus de la cuvette, de façon à couper les rayons, et une autre sous la cuvette de plomb CD, ces plaques, après développement, montreront la séparation des rayons par le champ électrique[1].

Sur la plaque AB, on obtiendra une tache très intense correspondant au faisceau de rayons α et une tache d'intensité moindre correspondant au faisceau de rayons γ. La plaque CD montrera une tache produite par le faisceau de rayons β.

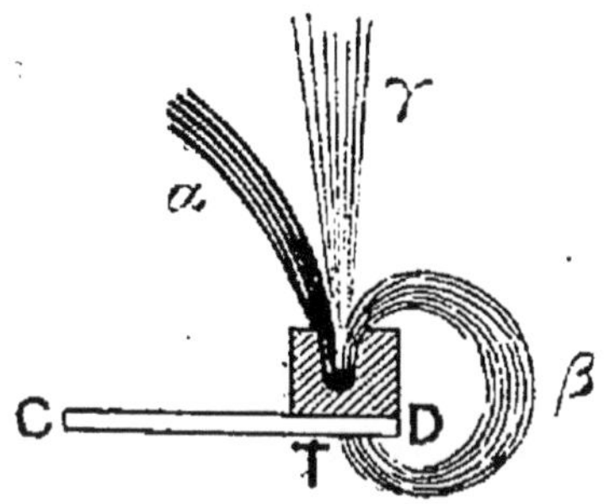

Fig. 11. — Trajectoire circulaire des rayons β montrée par la photographie.

L'expérience étant répétée avec un écran très mince d'aluminium 0mm,1 placé sur la cuvette, la plaque AB montrera toujours une tache correspondant aux rayons γ. Le rayon α aura été complètement absorbé par l'écran. Sur la plaque CD, les rayons β en partie absorbés ne donneront plus qu'une tache atténuée.

En plaçant la cuvette sur le bord de la plaque CD (fig. 11), l'émulsion en dessous, le champ magnétique dirigé vers l'arrière du plan

[1] H. Becquerel, *Comptes rendus*, 1903.

CD, les rayons β, dont la trajectoire est presque circulaire, donneront une tache en T[1].

On peut mettre en évidence ces mêmes faisceaux de rayons, en remplaçant les plaques photographiques par des écrans de platino-cyanure de baryum. On obtient alors des taches lumineuses aux places où les rayons rencontrent l'écran.

COLORATIONS

Les corps radioactifs colorent le verre, la porcelaine. Cette coloration brune ou violette peut être intense et intéresse la masse du verre. Elle persiste après l'éloignement du corps radioactif.

Tous les groupes de rayons produisent cette coloration ; cependant, l'action des rayons α reste soumise au pouvoir pénétrant de ces rayons. La zone colorée par eux a pu être calculée par Rutherford en 1910 ; elle est de $0^{mm},039$.

Mme Curie a constaté des colorations violettes, jaunes, brunes, grises, semblant dues à la présence des métaux alcalins.

Les sels alcalins purs cristallisés sont colorés en bleu, vert, jaune, brun, etc.

Le sulfate de potasse prend une belle coloration vert-bleu.

[1] H. Becquerel, *Comptes rendus*, 1900.

Le quartz se colore en brun.

Les colorations disparaissent lentement par l'action de la lumière et rapidement par la chaleur.

Les composés radioactifs, sous l'action de leur propre rayonnement, se transforment avec le temps ; ils se colorent en jaune, rose, gris, brun. Cette coloration disparaît par la dissolution et la recristallisation.

Actions physiques ou chimiques diverses. — Le papier est coloré et altéré par les rayons ; il devient fragile et s'effrite.

Une action semblable se produit sur les feuilles des plantes et sur les corps analogues.

Dans le voisinage des produits radioactifs, il y a production d'ozone[1].

Les rayons β transforment le phosphore blanc en phosphore rouge[2].

Les corps radioactifs provoquent la combinaison du chlore et de l'hydrogène avec production d'acide chlorhydrique.

Ils décomposent l'eau en hydrogène et en oxygène et peuvent reproduire la combinaison. C'est à cette cause qu'on attribue l'explosion spontanée de tubes scellés contenant du Radium. Ces ampoules doivent toujours être préparées avec soin,

[1] Demarçay, 1899. — P. Curie, *Comptes rendus,* 1899.
[2] H. Becquerel, *Comptes rendus,* 1901.

le produit étant parfaitement déshydraté avant la mise en ampoule et séché fortement, avant le scellement. De plus, il est bon de relier électriquement l'extérieur du tube avec l'atmosphère, en scellant dans une extrémité du tube un fil de platine pénétrant à l'intérieur.

Les sels radioactifs dégagent constamment de l'Hélium[1].

Les chlorures dégagent des composés oxygénés du chlore.

Les bromures dégagent du brome.

Les solutions de chlorures attaquent les vases de platine, probablement par suite de production de chlore[2].

Ramsay et Cameron ont pensé avoir obtenu des transformations atomiques au moyen de l'action du Radium. Dans une solution de sel de cuivre soumise aux rayons du Radium, il y aurait eu formation de lithium.

Des expériences faites par Mme Curie et Mlle Gleditch n'ont pas confirmé ces résultats.

Effets physiologiques des rayonnements. — Les rayonnements radioactifs exercent une action sur l'épiderme.

[1] Ramsay et Soddy, 1903. — Debierne, *Comptes rendus*, 1905.

[2] Mme Curie, *le Radium*, 1907.

Un sel de radium placé dans un appareil à paroi mince appliqué sur la peau pendant un temps plus ou moins long, suivant la force du produit, donne naissance à une rougeur d'abord et, après quelques jours, à une ulcération difficile et longue à guérir.

Ce phénomène a été constaté pour la première fois par Henri Becquerel, qui, ayant gardé dans un gousset de gilet un tube contenant un sel de radium, remarqua, au bout de quelques jours, une ulcération. Pour confirmer ce fait, Curie s'appliqua sur le bras une ampoule contenant également un sel de radium. Une ulcération identique se produisit.

Le Radium n'est cependant pas un caustique, comme certains ont voulu l'admettre. S'il est capable de tuer certaines cellules, il peut, comme l'a démontré le docteur Dominici, épargner d'autres éléments et en favoriser la fructification.

Sur la moelle et le cerveau, l'action est très énergique. Après une heure d'application, des paralysies se produisent chez les animaux soumis à l'expérience, et ils meurent au bout de quelques jours[1].

L'émanation à forte dose introduite dans les poumons produit des effets toxiques[2].

[1] Danysz, *Comptes rendus,* février 1903.
[2] Bouchard, Curie, Balthazard, *Comptes rendus,* 1904.

Mais, à faible dose, l'émanation peut produire des effets stimulants, ainsi que cela a été démontré sur le développement des têtards.

L'émanation entrave le développement des cultures microbiennes. Les mêmes phénomènes sont obtenus, quoique à un moins haut degré, par le rayonnement.

Le virus rabique serait même complètement détruit par l'une ou l'autre action.

L'action des ferments, stimulée par de faibles doses d'émanation, est atténuée et enfin détruite par des doses plus fortes ou des rayonnements assez puissants.

On a constaté également que les rayons du Radium peuvent exercer une action stimulante sur le développement des végétaux.

CONSTATATION ET MESURE DE LA RADIOACTIVITÉ

On peut constater la radioactivité des corps au moyen d'une de leurs trois principales propriétés : radiographique, fluoroscopique, électrique.

Méthode radiographique. — Cette méthode présente un grand intérêt historique, puisqu'elle a servi à Henri Becquerel dans ses recherches sur le rayonnement des composés de l'Uranium, recherches qui l'ont conduit à la découverte de la radioactivité.

Elle peut donner, même avec les substances faibles, des résultats qui ne sont, dans tous les cas, que qualitatifs.

Elle consiste à impressionner une plaque photographique, placée dans l'obscurité, par le rayonnement émanant du corps radioactif.

On enveloppe soigneusement la plaque sensible de deux ou trois feuilles de papier noir, on pose sur cette plaque ainsi garantie la substance à examiner. Après quelque temps d'exposition, on développe la plaque. Si le corps examiné est radioactif, une tache reproduisant les contours du corps apparaît sur la plaque.

Le temps d'exposition et l'intensité de la radiographie sont évidemment fonction de la force radioactive. Alors qu'avec des sels de Radium riches, quelques minutes suffisent pour obtenir de fortes impressions, il faut plusieurs heures, voire même plusieurs jours, pour obtenir des résultats avec des substances de radioactivité plus faibles, des minerais, par exemple (fig. 12, 13 et 14).

Avec des substances fortement radioactives, on peut obtenir des images d'objets tels que pièces de monnaie instruments en métal, etc. etc., en interposant ces objets entre la plaque sensible

Fig. 12. — Action d'un tube contenant 8 milligrammes de bromure de Radium, après une exposition de 15 minutes.

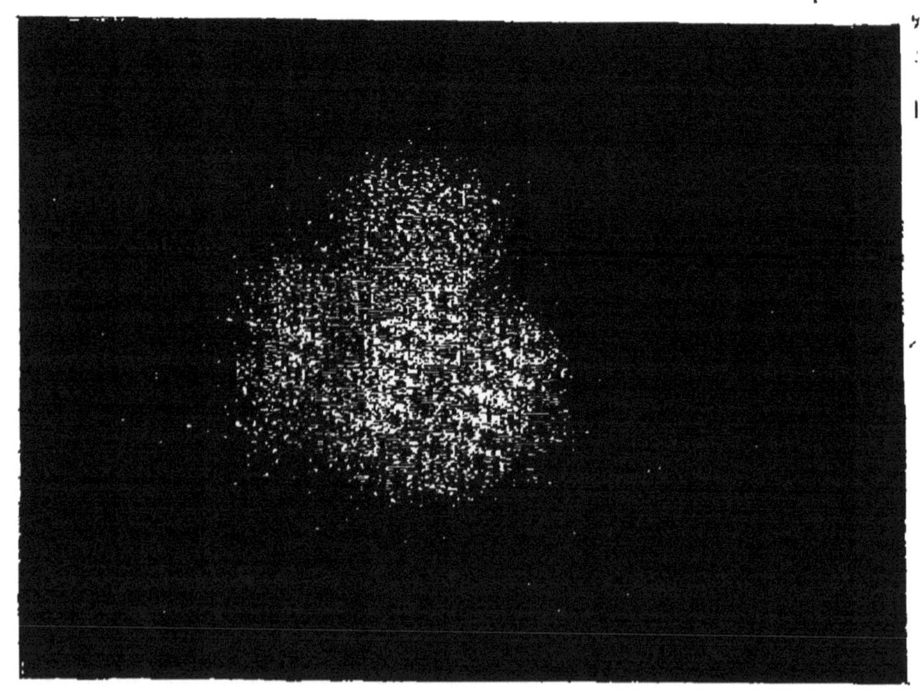

Fig. 13. — Action d'un échantillon de Pechblende, après une exposition de 5 jours.

et le corps radioactif placé à quelques centimètres (fig. 15 et 16).

Par des temps de pose calculés, on peut obtenir des radiographies plus ou moins intenses ; on peut

Fig. 14. — Action de trois cristaux de bétafite, après une exposition de 5 jours.

faire traverser des écrans. Cependant cette méthode, tout en montrant qu'un corps est plus ou moins radioactif qu'un autre, ne permet pas de chiffrer un résultat.

Méthode fluoroscopique. — Cette méthode ne peut être utilisée qu'avec des matières fortement radioactives.

En approchant un corps radioactif d'un écran recouvert de sulfure de zinc phosphorescent ou de platino-cyanure de baryum, cet écran devient lumineux.

Les sels radioactifs riches provoquent également la luminescence de certains corps, tels que le diamant, les sels de lithium, etc. etc., comme nous l'avons vu en étudiant les différents rayons.

Comme la méthode précédente, celle-ci ne peut encore donner que des indications qualitatives.

Méthode électrique. — Cette méthode est maintenant la plus employée. Outre sa grande sensibilité et sa rapidité d'observation, elle permet, par l'usage des appareils dont on dispose, d'obtenir des résultats numériques d'une grande précision.

Elle est basée sur la propriété que possèdent les corps radioactifs de rendre les gaz, en particulier l'air, conducteurs de l'électricité, le courant électrique ainsi produit pouvant être constaté et mesuré.

C'est ce mode de mesure des substances radioactives par la méthode électrique qui, créé par M. et Mme Pierre Curie, leur a permis de suivre,

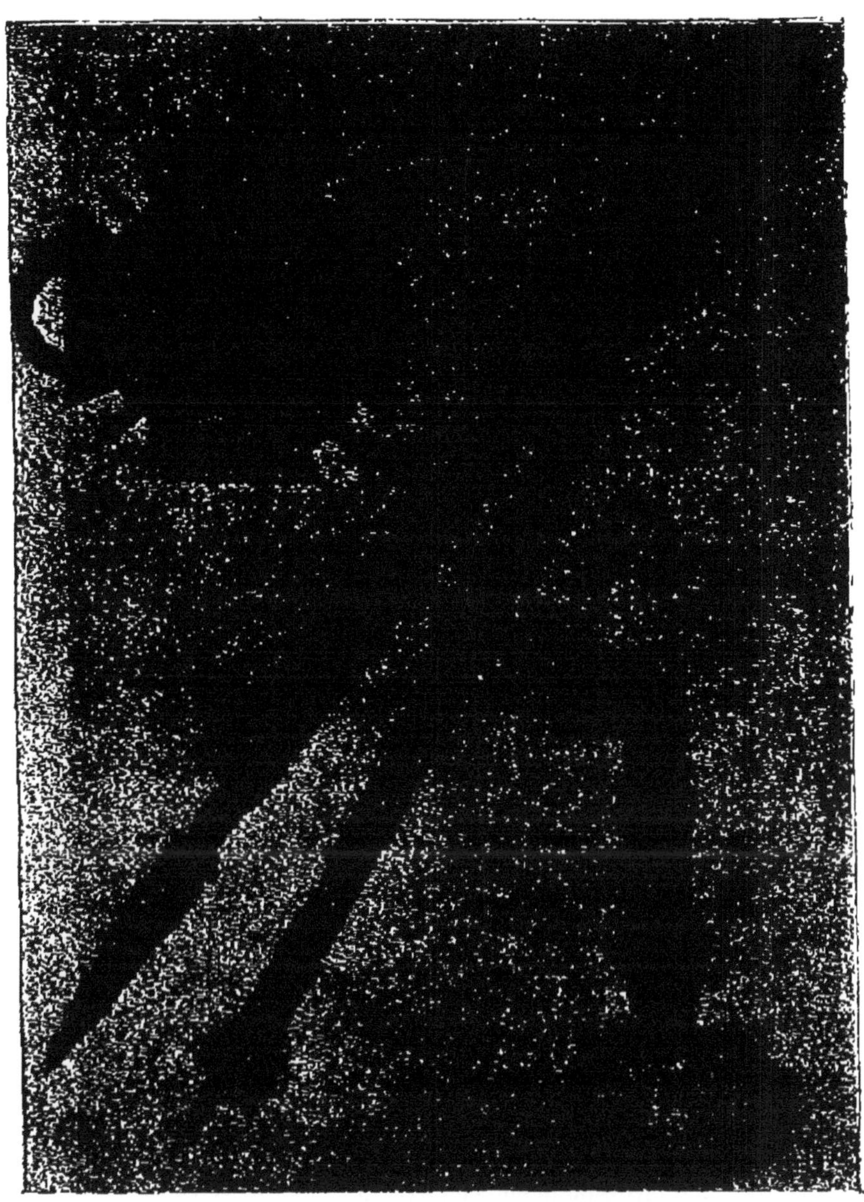

Fig. 15. — Radiographie obtenue
avec un tube de verre contenant 25 milligrammes de bromure de Radium.
Temps de pose 10 minutes. — Distance 10 centimètres.

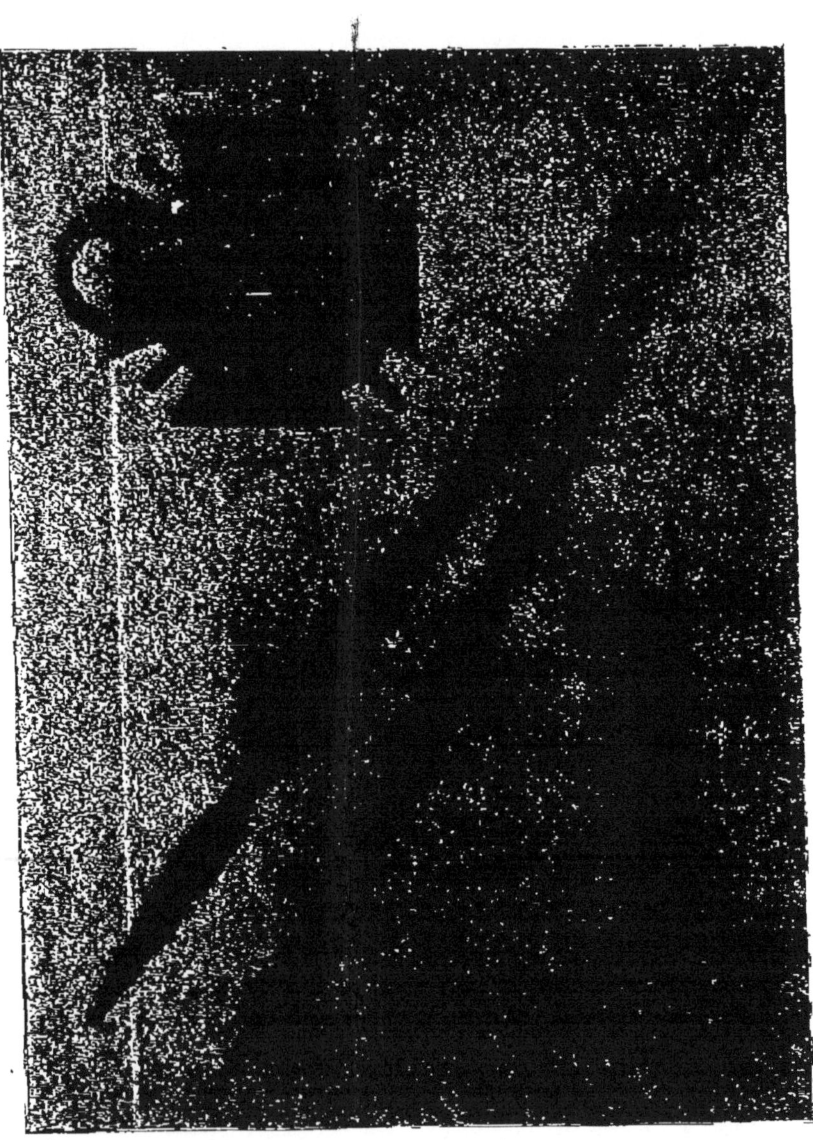

Fig. 16. — Radiographie obtenue avec un tube de verre contenant 25 milligrammes de bromure de Radium, enfermé dans un second tube d'argent de 5/10e de millimètre d'épaisseur et enroulé dans 1 centimètre de gaze (action des rayons γ).

Temps de pose 3 heures. — Distance 10 centimètres.

au cours des diverses séparations chimiques, les corps radioactifs, séparations qui devaient les mener à la découverte des premiers de ces corps, le Polonium et le Radium.

Cette méthode consiste à mesurer le courant de faible intensité traversant l'air rendu conducteur par les rayons émanant du corps radioactif. Justement qualifiée par Mme Curie de *Chimie de l'Invisible,* elle est d'une telle exactitude qu'elle permet de doser, par exemple, un milliardième de millimètre cube d'émanation du Radium.

Cette mesure se fait, soit directement, au moyen d'électromètres, soit par la méthode de compensation (quartz piézoélectrique), soit au moyen de l'électroscope. Dans ce dernier cas, on mesure, non pas le courant lui-même, mais la vitesse de décharge d'un électroscope sous l'influence de ce courant.

Les divers appareils, électromètres, quartz piézoélectriques, électroscopes adaptés à la mesure de la radioactivité, sont dus à l'ingéniosité de Pierre Curie. Les appareils similaires existants n'en sont pour la plupart que des variantes plus ou moins heureuses.

ÉLECTROMÈTRE A MESURE DIRECTE

Cet appareil, dont le principe est dû à Lord Kelvin, est établi suivant le schéma ci-dessous (fig. 17).

A et B forment les deux plateaux d'un condensateur.

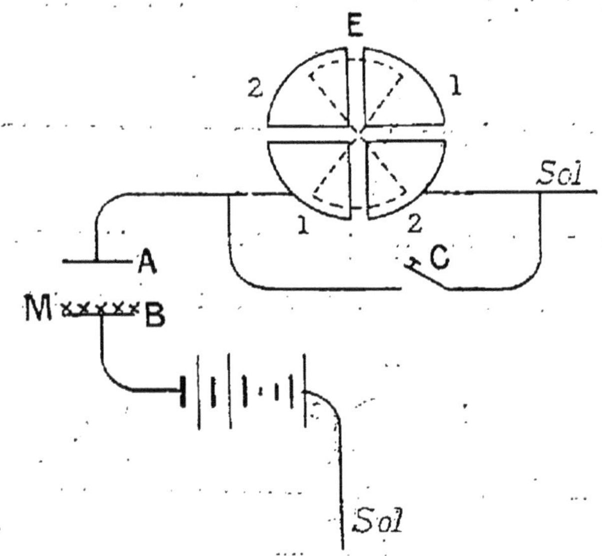

Fig. 17. — Schéma de l'électromètre à mesure directe.

Le plateau B est en relation avec une batterie de pile dont l'autre pôle est à la terre. Ce plateau sert à recevoir la substance radioactive M.

Le plateau A est relié à la terre au moyen d'un conducteur sur lequel est intercalé un électromètre E dont la paire de cadrans 2 est en permanence à la terre, alors que la paire de cadrans 1 peut en être isolée au moyen du coupe-circuit C.

La substance radioactive étant placée en M, le plateau B étant porté à un potentiel élevé par la batterie de piles, le plateau A étant au potentiel du sol, le circuit étant fermé en C, un courant s'établit entre B et A. Si l'on coupe alors le circuit en C, la paire de cadrans 1 n'étant plus à la terre commence à se charger, et l'aiguille de l'électromètre dévie, permettant ainsi la mesure du courant.

ÉLECTROMÈTRE A COMPENSATION OU QUARTZ PIÉZOÉLECTRIQUE

P. et J. Curie, utilisant la propriété du quartz cristallisé de dégager, par la traction, une quan-

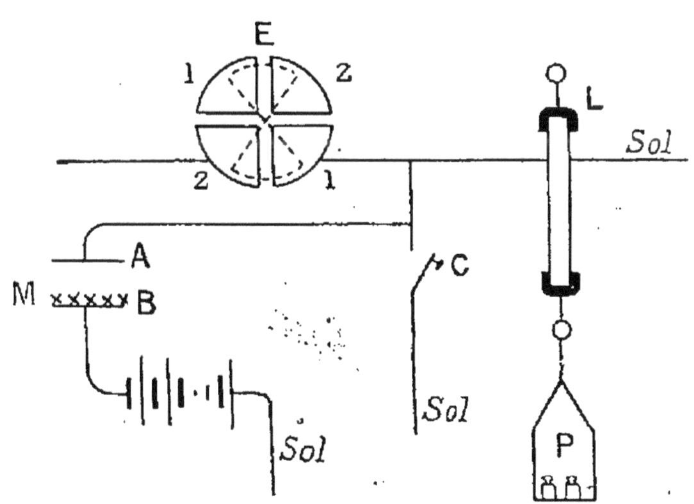

Fig. 18. — Schéma du quartz piézoélectrique.

tité d'électricité proportionnelle à cette traction, disposèrent une lame de quartz convenablement taillée (fig. 18), de telle sorte que le courant transmis à l'électromètre E soit compensé par celui dégagé par le quartz Z sous une traction produite par les poids P, ces poids étant additionnés de façon à maintenir l'aiguille de l'électromètre au o.

La lame de quartz étant préalablement étalonnée, on pourra ainsi mesurer le courant produit par la substance radioactive.

ÉLECTROSCOPE

L'emploi des électromètres et du quartz piézo-électrique étant surtout du domaine scientifique, demandant des appareils assez importants et exigeant de la part des opérateurs une pratique très suivie, on emploie de préférence, dans la pratique courante, l'électroscope.

L'appareil de Pierre Curie, modifié par MM. Chéneveau et Laborde, permet, au moyen de certaines pièces additionnelles, de mesurer les corps radioactifs, des minerais les plus pauvres jusqu'aux sels les plus riches.

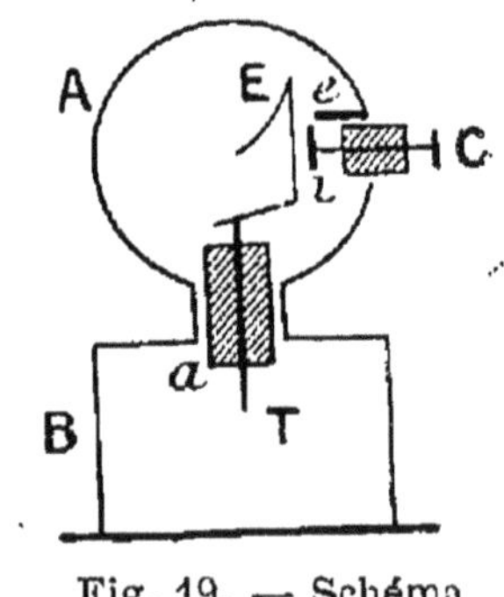

Fig. 19. — Schéma de l'électroscope.

L'électroscope (fig. 19) est composé d'une cage métallique A, pouvant s'adapter à une chambre d'ionisation B, appropriée à la mesure que l'on désire faire : chambre d'ionisation à plateau pour la mesure de la radioactivité des corps solides (fig. 20), chambre d'ionisation cylindrique ou cylindre de déperdition pour la mesure de la radioactivité des

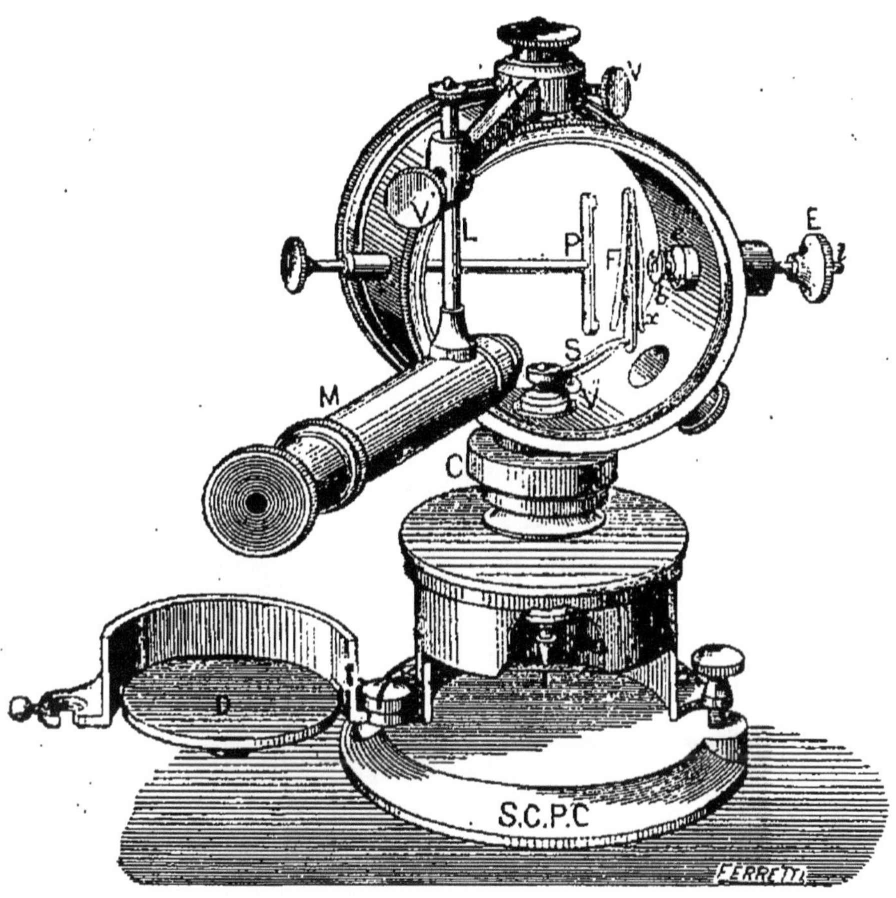

Fig. 20. — Électroscope Curie (Chéneveau et Laborde), avec chambre d'ionisation à plateau.

gaz (fig. 21), appareil à disque ou à sphère en plomb pour la mesure des rayons γ.

L'ensemble A et B est relié électriquement à la terre (voir le schéma fig. 19).

La partie A supporte intérieurement l'électroscope à feuille E, isolé au moyen d'un bloc d'am-

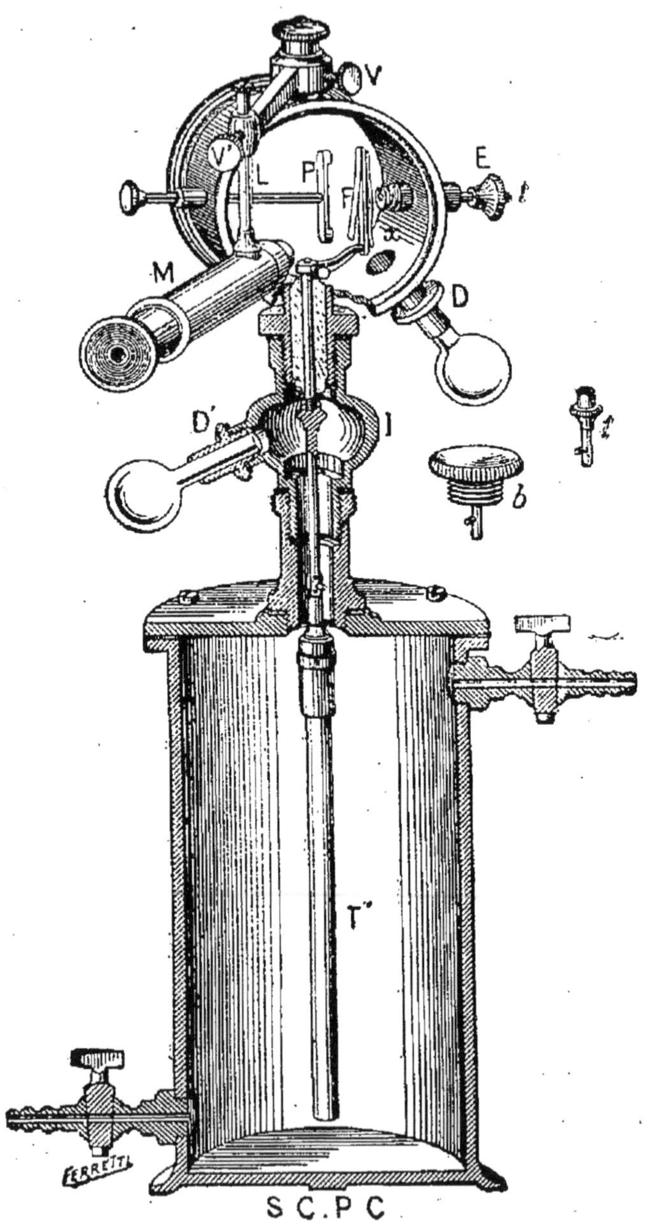

Fig. 21. — Électroscope Curie (Chéneveau et Laborde), avec chambre d'ionisation à cylindre.

broïde *a*, traversé par une tige T. On charge l'électroscope par contact d'un bout d'ambre électrisé par frottement avec le chargeur C. Après chargement, on ramène en arrière le chargeur, en mettant en contact l'excentrique *i* avec l'ergot *e* relié à la cage, ceci dans le but de décharger complètement ce chargeur.

L'électroscope étant ainsi chargé, si l'on introduit une substance radioactive dans la chambre d'ionisation B, le courant produit agissant sur la tige T déchargera l'électroscope, et la feuille retombera.

La chute de cette feuille s'effectuera avec une vitesse d'autant plus grande que le produit sera plus radioactif et sera proportionnelle à la puissance radioactive.

On mesurera cette vitesse au moyen d'un micromètre convenablement disposé et d'un compte-secondes.

Les deux faces planes de la cage de l'électroscope A sont constituées par deux parois de verre garnies intérieurement d'une toile métallique. La face avant étant munie d'un micromètre, il est facile, en éclairant convenablement la face arrière, de projeter sur le micromètre l'ombre de la feuille de l'électroscope.

Voici les différents cas de mesures qui se présenteront.

Mesure de la radioactivité d'une substance solide. — La radioactivité d'une substance solide est établie généralement par rapport à celle de l'oxyde noir d'urane prise pour unité.

Pour procéder à une telle mesure, on commence par broyer la matière assez finement pour pouvoir l'étaler en couche mince et régulière.

L'électroscope étant fixé sur une chambre d'ionisation à plateau B (fig. 22), le plateau D étant nu, on mesure la fuite spontanée de l'appareil. Cette fuite spontanée, qui représente la vitesse de chute de la feuille due à l'électricité latente de l'air, doit être établie chaque fois que l'on a une mesure à faire. Dans le cas où l'on en a plusieurs, il sera prudent de vérifier de temps en temps si cette fuite spontanée n'a pas varié. Pour cela, après avoir chargé l'électroscope de façon à amener l'ombre de la feuille dans l'échelle du micromètre et remis le chargeur à la terre, on mesure la vitesse de chute pour un temps déterminé.

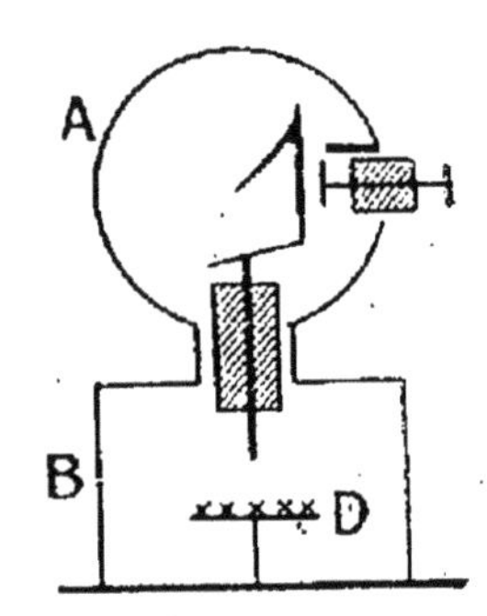

Fig. 22. — Mesure d'une substance radioactive solide.

On obtient, par exemple :

2 divisions en 100 secondes.

La fuite spontanée est donc :

$$\frac{2}{100} = 0{,}02 \text{ division en 1 seconde.}$$

On garnit un disque avec une couche mince d'oxyde noir d'urane, on le place sur le plateau D, et, après avoir de nouveau chargé l'électroscope, on mesure la vitesse de chute de la feuille.

On obtient, par exemple :

125 divisions en 20 secondes,

soit :

$$\frac{125}{20} = 6^{\text{dons}},25 \text{ en 1 seconde.}$$

Cette vitesse de chute étant due à la fuite spontanée, plus celle occasionnée par l'oxyde d'urane, on aura pour l'oxyde d'urane seul :

$$6,25 - 0,02 = 6^{\text{dons}},23 \text{ en 1 seconde.}$$

On répète la même opération en employant un disque semblable constitué avec la matière à examiner.

On obtient, par exemple :

150 divisions en 18 secondes,

soit :

$$\frac{150}{18} = 8^{\text{dons}},33 \text{ en 1 seconde;}$$

et en déduisant la fuite spontanée.

$$8,33 - 0.02 = 8^{\text{dons}},31$$

par seconde, dues à la matière.

La radioactivité de l'oxyde noir d'urane étant prise pour unité, on a :

6,23 équivalent à 1 activité.
8,33 équivaudront à 1,33 activité.

Nous dirons donc que cette matière a une radioactivité de 1,33 par rapport à l'oxyde noir d'urane.

Pour la mesure de substances dont la radioactivité est forte, on constitue des disques d'oxyde d'urane et de matière d'un diamètre de plus en plus réduit. On mesure ainsi des disques allant jusqu'à 1 centimètre environ de diamètre.

Lorsqu'il ne devient plus pratiquement possible de diminuer le diamètre des disques, on se sert d'un dispositif spécial.

On fixe en F une pièce cylindrique terminée en O par une toile métallique très fine, et pour les très hautes activités, d'une paroi mince portant un simple petit trou central (fig. 23).

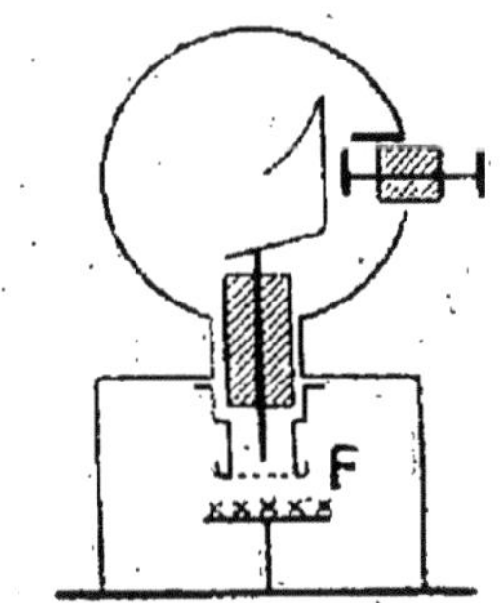

Fig. 23. — Mesure des substances solides fortement radioactives.

Ce dispositif, ne laissant passer qu'un faisceau de plus en plus petit de rayonnement, permet de mesurer l'activité de produits allant jusqu'aux sels de radiums purs.

Chaque diminution du faisceau doit être étalonnée

avec un produit qui ne peut plus être l'oxyde noir d'urane.

On procède de la façon suivante.

Soit 3 sensibilités, A, B, C (fig. 24).

Une substance mesurée comparativement à

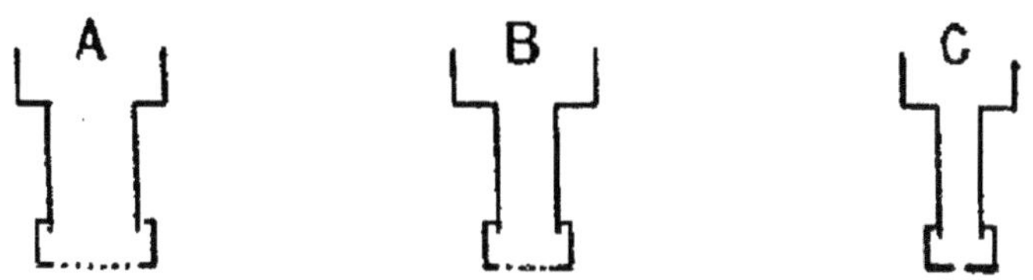

Fig. 24. — Pièce additionnelle pour hautes activités.

l'oxyde noir avec un disque de 1 centimètre de diamètre, et trouvée par exemple égale à 50, servira à étalonner la sensibilité A. Un produit 50 fois plus actif servira à étalonner B, et un produit 50 fois plus actif que ce dernier servira à étalonner C.

Dans ce cas, les disques pourront avoir moins de 1 centimètre de diamètre, mais devront toujours être placées très exactement au centre du plateau D.

Pour confectionner les disques de matière, au lieu de se servir des disques métalliques qui s'activeront à la longue et fausseront les mesures, il est préférable d'étaler la substance sur un disque en papier que l'on pose sur le disque métallique, ce disque de papier étant renouvelé pour chaque mesure.

Dans le cas où l'humidité de l'atmosphère

occasionne une fuite spontanée trop forte, on dessèche l'intérieur de la cage de l'électroscope au moyen de chlorure de calcium ou d'acide sulfurique anhydre placé dans une ampoule montée à cet effet sur le côté de la cage.

La fuite spontanée peut être augmentée également par le mauvais état des ambroïdes qui peuvent se trouver souillées par des poussières ou par des dépôts actifs. Il est nécessaire alors de les démonter, de les frotter avec un produit à polir quelconque, de les essuyer avec un linge très propre, et enfin de les laver à l'eau distillée et à l'alcool; après séchage, on les remet en place très soigneusement. Il arrive même que ce traitement soit nécessaire pour toutes les pièces de l'électroscope.

Mesure de la radioactivité d'un gaz. — Cette méthode permet, comme nous le verrons par la suite, la mesure de la radioactivité d'un gaz ou d'un liquide.

On introduit le gaz ou l'émanation contenue dans le liquide, préalablement desséché, dans un cylindre de déperdition D sur lequel est fixé l'électroscope (fig. 25), la tige de celui-ci étant munie d'une tige plus longue plongeant dans le cylindre.

Pour procéder à une mesure, on fait le vide dans le cylindre au moyen des robinets R et R', et on y fait pénétrer lentement de l'air parfaitement sec. Pour cela on fait passer cet air dans un appareil de dessiccation soigneusement monté.

On mesure alors la fuite spontanée du moment avec cet appareil.

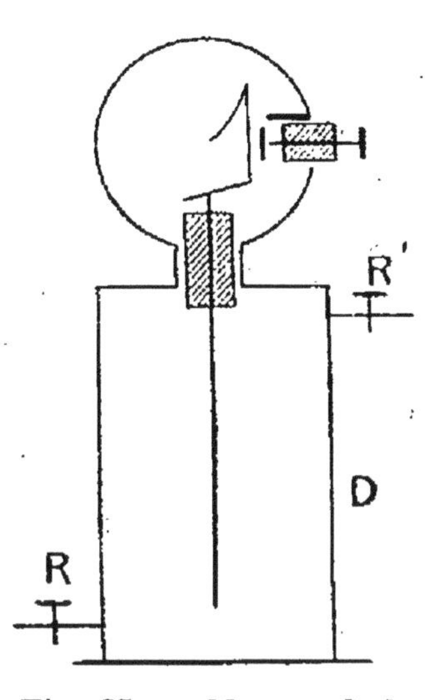

Fig. 25. — Mesure de la radioactivité d'un gaz.

On fait de nouveau le vide dans le cylindre et on y introduit lentement, toujours en passant par l'appareil dessiccateur, le gaz ou l'émanation à mesurer. On achève de remplir avec de l'air sec et on mesure la radioactivité après développement du courant limite, soit quatre heures après l'introduction dans le cylindre.

En retranchant la fuite spontanée de la même façon que précédemment, on obtient le nombre de divisions en une seconde, donné par la substance examinée.

Dans ce cas, le résultat est exprimé en *curie* ou en sous-multiples, quelquefois en milligrammes-minutes (1 mgr.-m. Ra = 125 millimicrocuries).

Le cylindre ayant été au préalable étalonné, c'est-à-dire que la quantité de *curies* donnant une chute d'une division en une seconde ayant été établie, on en déduit la quantité de *curies* que représente la matière examinée [1].

Mesure des rayons γ. — Cette méthode, indiquée par Eve, utilise la propriété des rayons γ de traverser un écran de plomb, alors que les rayons α et β sont arrêtés par cet écran.

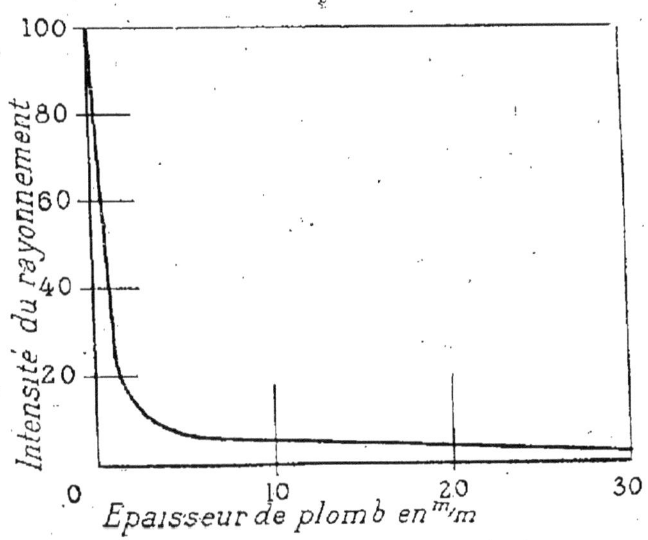

Fig. 26. — Absorption du rayonnement par le plomb.

Le rayonnement après un centimètre de plomb peut être considéré comme essentiellement composé de rayons γ.

La courbe ci-dessus indique la variation d'absorption avec l'épaisseur d'un écran de plomb (fig. 26).

Comme on le voit, l'absorption est très forte

[1] Voir, page 33, *Mesure de l'Émanation*.

jusque vers 1 ou 2 millimètres et devient faible à partir de 4 à 5 millimètres. A partir de là, le rayonnement n'est plus composé que de rayons γ.

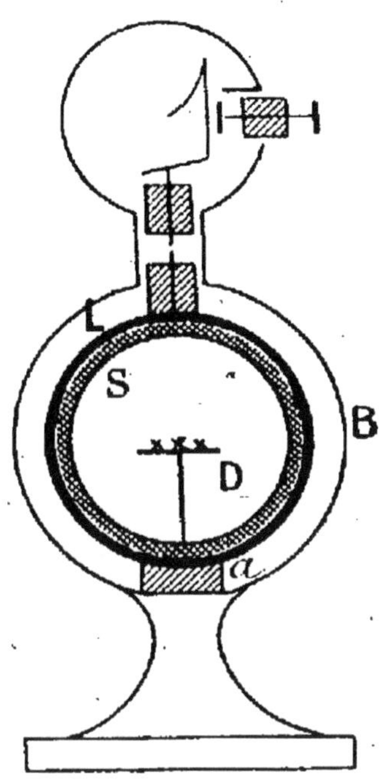

Fig. 27. — Schéma de l'appareil à sphère de plomb pour la mesure des rayons γ.

Pour cette mesure, l'électroscope est fixé sur un appareil spécial dont le dernier modèle (fig. 27), créé par MM. Chéneveau et Laborde, est constitué par un support sphérique B dans l'intérieur duquel est placée une sphère creuse en plomb S de 10 millimètres d'épaisseur. Cette sphère est placée dans une seconde sphère en laiton isolée dans le bas par un bloc d'ambroïde *a*, et reliée électriquement, à sa partie supérieure, à la tige de l'électroscope

Un disque mobile permet de placer la substance à mesurer sur un support D placé à l'intérieur de la sphère.

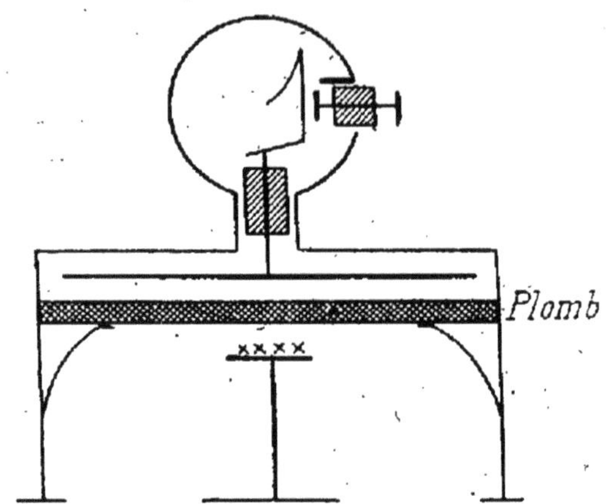

Fig. 28. — Schéma de l'appareil à disque de plomb pour la mesure des rayons γ.

Dans les modèles antérieurs, la sphère était remplacée par un disque en plomb (appareil à plateau, fig. 28).

Pour effectuer une mesure, on détermine comme à l'ordinaire la fuite spontanée, puis on place la substance à mesurer, généralement contenue dans une ampoule de verre scellée, sur le support D. On ferme l'appareil et on mesure la vitesse de chute de la feuille produite par le corps radioactif.

On déduit la fuite spontanée et on rapporte cette vitesse de chute à celle produite par une ampoule contenant un poids connu de Radium. On a ainsi la quantité, en poids, de Radium pur contenu dans la substance examinée.

Si l'on ne dispose pas d'une ampoule étalon, on peut faire étalonner une fois pour toutes l'appareil, c'est-à-dire faire déterminer à quelle quantité de Radium correspond une vitesse de chute de une division en une seconde.

Pour les substances enfermées dans des ampoules de verre ou autres enveloppes minces, l'absorption par les parois sera assez faible pour être négligée.

Ces mesures peuvent se faire avec une grande précision par comparaison avec des étalons de mêmes substances radioactives, de richesse du même ordre de grandeur, en se mettant toujours dans les mêmes conditions d'expériences.

D'après Eve, on peut doser par cette méthode l'ensemble du Radium et du Thorium dans une substance, les rayons γ du Thorium ayant le même pouvoir pénétrant que ceux du Radium.

Les rayons γ, permettant de mesurer un sel de Radium, étant émis par les produits de transformation, il est nécessaire d'attendre que le sel à mesurer soit en équilibre radioactif.

Ces produits de transformations provenant eux-mêmes de l'émanation, qui, comme nous l'avons vu, est un gaz, on retient cette émanation en scellant le Radium dans une ampoule de verre.

Un sel venant d'être scellé en ampoule ne sera donc en équilibre qu'après un mois environ.

Cependant, un résultat assez rigoureux peut être obtenu en faisant une série de mesures très exactes à partir du moment du scellement, en notant les temps. On pourra alors construire une courbe donnant la valeur limite.

EXEMPLE. — Une ampoule contenant un sel de Radium est scellée le 4 mai, à 6 heures du soir.

On effectue les mesures suivantes :

	Le rayonnement γ équivaut à		
Le 5 à 13h t = 19h	1,38	mgr.	$RaBr^2 2H^2O$.
— 7 à 13h t = 2j19h	1,90	—	—
— 10 à 18h t = 5j	2,28	—	—
— 15 à 18h t = 10j	2,70	—	—

En établissant les deux droites AB et CD (fig. 29), la ligne CD étant la ligne des temps, la ligne AB celle des valeurs en $RaBr^2 2H^2O$, on pourra constituer la courbe représentant l'augmentation du rayonnement jusqu'à arriver à son équilibre, après trente jours, avec une assez grande approximation.

Après trente jours, la mesure du rayonnement γ, alors à l'équilibre, équivaut, en effet, à 3,05 mgr. $RaBr^2 2H^2O$. C'est donc cette quantité que contient le tube.

Si, lors du scellement, on a pesé la quantité de sel mis en tube, on pourra établir la teneur p. 100 du produit.

Ainsi qu'on le voit, la montée du produit est

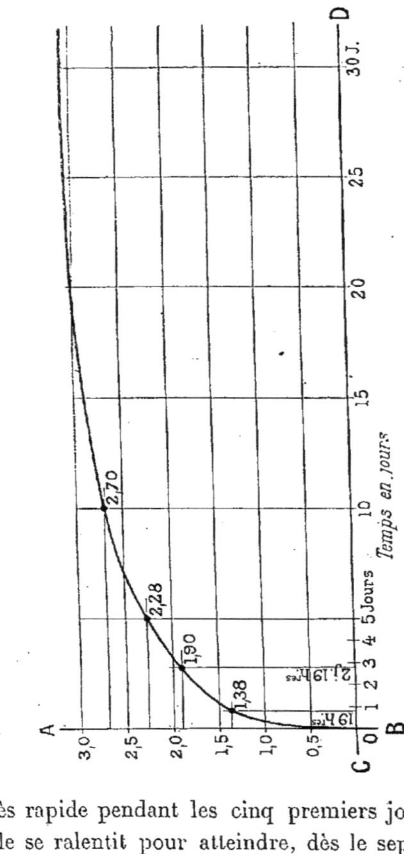

Fig. 29. — Mesure du Radium contenu dans une ampoule, par le rayonnement γ.

très rapide pendant les cinq premiers jours, puis elle se ralentit pour atteindre, dès le septième, ou le huitième jour, les quatre cinquièmes environ de la valeur limite, qu'elle atteint au cours de la quatrième semaine.

Il est néanmoins possible, en interprétant les formules d'évolution de l'émanation, de déterminer la teneur limite d'un produit scellé en voie d'évolution, au moyen de deux mesures faites à un intervalle connu, dès les premiers jours de la mise en tube.

Dosage du Radium par la mesure de l'émanation. — Par cette méthode, indiquée par Mme Curie en 1910, on mesure la quantité d'émanation produite en vase clos par une solution, en un temps donné.

Pour cela on met dans un appareil barboteur la solution à mesurer, en proportionnant la capacité de ce barboteur à la quantité de solution, de façon que le liquide ne dépasse pas le quart du volume du barboteur (fig. 30). On fait passer un courant d'air pour chasser l'émanation contenue, et on ferme à la lampe les deux extrémités A et B. On note l'heure et le jour de la fermeture.

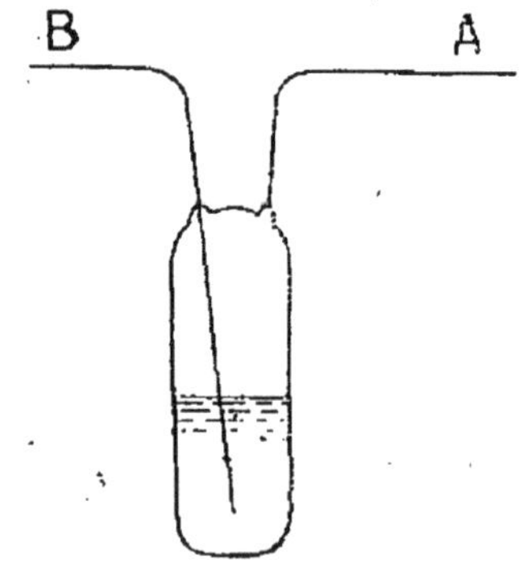

Fig. 30. — Barboteur pour la mesure de l'émanation.

Après un temps plus ou moins long, suivant la

richesse que l'on suppose, on relie, au moyen d'un tube en caoutchouc, le barboteur à un condensateur à cylindre par le tube A, en intercalant, entre A et le condensateur, un appareil dessiccateur, pour éviter toute humidité dans le cylindre.

On relie B à une prise d'air venant de préférence du dehors (fig. 31).

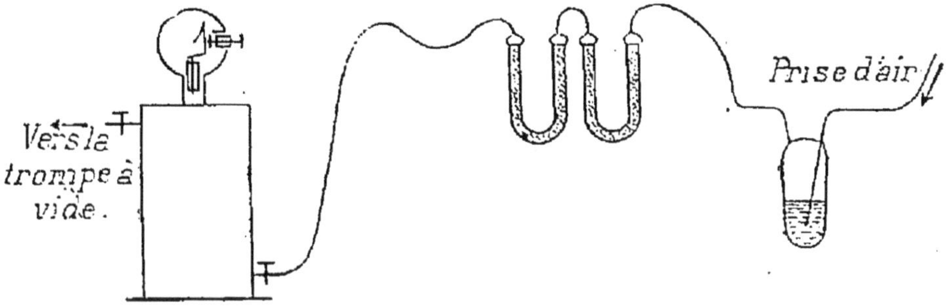

Fig. 31. — Mesure de l'émanation.

Après avoir fait le vide dans le cylindre, on cassé dans les caoutchoucs les pointes des tubes A et B, et on aspire lentement l'émanation en faisant barboter l'air dans la solution. En réglant ce barbotage, 10 à 15 minutes suffisent pour entraîner toute l'émanation. On achève de remplir le cylindre avec de l'air sec.

On ferme alors l'admission au condensateur, et on attend que, par suite du développement de la radioactivité induite, le courant ait atteint la valeur maximum,... soit quatre heures environ.

On mesure alors, à l'électroscope, la vitesse de décharge de la feuille.

CALCUL

Admettons, par exemple, que l'appareil dont on fait usage ait donné à l'étalonnage :

1 division par seconde = 2,294 millimicrocuries, c'est-à-dire que : une chute de la feuille de 1 division en 1 seconde correspond à 2,294 millimicrocuries d'émanation.

La fuite spontanée avant l'introduction de l'émanation étant :

10 divisions en 20 secondes = $0^{div.},5$ par seconde ;

La chute de la feuille, quatre heures après l'introduction de l'émanation dans le cylindre :

200 divisions en 13 secondes = $15^{div.},4$ par seconde,

On a comme chute due à l'émanation :

$15^{div.},4 - 0^{div.},5 = 14^{div.},9$ par seconde,

soit : $14,9 \times 2,294 = 34,18$ millimicrocuries.

Admettons qu'entre la mise en barboteur et la mesure il se soit écoulé un temps de dix-neuf heures.

Pendant ces dix-neuf heures il s'est dégagé de l'émanation ; mais une partie de cette émanation étant détruite n'a pas été mesurée.

Si l'émanation ne se détruisait pas, la même quantité aurait été obtenue en un temps plus court, que Mme Curie a appelé *temps réduit*.

Le *temps réduit* augmente avec le *temps réel*, pour atteindre sa limite vers un temps de trente jours. A partir de ce moment, la quantité d'émanation formée équivaut à la quantité détruite.

La table B de Kolowrat (page 180) donne la valeur des temps réduits pour les temps t.

D'autre part, nous avons la formule :

$$q = \Delta \times \frac{1}{\lambda}\left(1 - e^{-\lambda t}\right),$$

où q est la quantité d'émanation accumulée en vase clos pendant un temps t, et Δ la quantité d'émanation dégagée en une heure par la quantité de Radium.

$$\frac{1}{\lambda}\left(1 - e^{-\lambda t}\right)$$

représente le temps réduit pour les temps t.

Dans notre exemple, nous avons un temps t de dix-neuf heures, auquel correspond un temps réduit de $17^h,707$. La quantité q d'émanation accumulée a été trouvée égale à 34,18 millimicrocuries.

En remplaçant dans la formule les termes connus par leur valeur, nous aurons :

$$34,18 \text{ millimicrocuries} = \Delta \times 17^h,707 ;$$

d'où

$$\Delta = \frac{34,18 \text{ mil.mic.curies}}{17^h,707} = 1,93 \text{ millimicro-}$$

curies par heure.

La solution envisagée contient donc une quantité de Ra produisant 1,93 millimicrocurie d'émanation par heure.

1 gr. Ra produisant 0,00751 curie par heure, 1 mgr. Ra produit 7510 millimicrocuries à l'heure. La solution contient donc :

$$\frac{1,93}{7510} = 0,000257 \text{ mgr. Ra.}$$

Avant l'adoption du *curie* comme unité internationale de mesure, on évaluait la quantité d'émanation d'une solution en milligrammes-minutes, cette unité, comme son nom l'indique, étant la quantité d'émanation produite en une minute par 1 mgr. de $RaBr^2$.

Le mgr.-min. $RaBr^2$. équivaut à 73,4 millimicrocuries.

En reprenant notre même exemple, nous aurions le calcul suivant :

Pour l'étalonnage de l'appareil :

1 division par seconde = 0,0314 mgr.-min.,

soit une chute de 1 division par seconde pour 0,0314 mmgr.-min. d'émanation.

La chute de la feuille produite par l'émanation, sous déduction de la fuite spontanée, étant :

14,9 divisions par seconde,

cette émanation est donc de :

$$0,0314 \times 14,9 = 0,4675 \text{ mgr.-min.}$$

soit l'émanation accumulée en dix-neuf heures, dont le temps réduit est $17^h,707$ ou 1062 minutes.

La solution contient donc :

$$\frac{0,4675 \text{ mgr.-min.}}{1062 \text{ min.}} = 0,00044 \text{ mgr. } RaBr^2.$$

$$0,00044 \text{ mgr. } RaBr^2 = 0,000257 \text{ mgr. Ra.}$$

Dosage de l'émanation dans les sources radioactives et dans les gaz qui s'en dégagent. — Pour les dosages de l'émanation dans les eaux ou dans les gaz des sources, on opère de la même façon, en introduisant dans un cylindre de déperdition une quantité mesurée de gaz, ou l'émanation d'une quantité connue d'eau.

Lorsqu'on ne peut effectuer les mesures à la source même, on doit prélever les échantillons en scellant soigneusement les vases, en notant exactement le temps qui s'écoule entre la prise de l'échantillon et la mesure.

Ayant dosé l'émanation, on calcule, au moyen des tables de Kolowrat, la quantité initiale qui existait dans l'eau ou dans le gaz au moment du prélèvement.

Étalonnage de l'électroscope. — Les mesures au moyen de l'électroscope sont donc des mesures par comparaison :

Activité de produits radioactifs divers, par rapport à l'activité de l'oxyde noir d'urane.

Mesure d'émanation avec un appareil étalonné, c'est-à-dire donnant une chute de la feuille de une division à la seconde, pour une quantité x de millimicrocuries d'émanation.

Mesure des rayons γ au moyen d'un appareil donnant une vitesse de chute de la feuille de une division par x mgr. de Ra.

On peut, soit faire étalonner les appareils par un laboratoire spécial, — Laboratoire de Physique générale de la Faculté des sciences de Paris (laboratoire Curie), par exemple, — soit disposer d'étalons mesurés dans ces laboratoires.

Cependant, en opérant avec soin, on peut étalonner soi-même les appareils, en partant d'un minéral connu, et dont le rapport $\frac{Ra}{Ur}$ est bien constant. On peut choisir, dans ce cas, une Pechblende dans laquelle on a dosé exactement l'Uranium, et pour laquelle le rapport

$$\frac{Ra}{Ur} = 3,4 \times 10^{-7}.$$ [1]

Il sera possible, ainsi, d'étalonner un appareil de déperdition à cylindre. Au moyen de cet appa-

[1] Rutherford et Boltwood.

reil, on pourra doser le Radium par l'émanation dans un produit, lequel, étant alors connu, servira d'étalon pour l'appareil à plomb destiné à la mesure des rayons γ.

En travaillant avec beaucoup de précautions, il est donc possible, avec un électroscope et ses divers accessoires : appareil de déperdition à cylindre, appareil à plateau, appareil sphérique, etc., de procéder aux mesures dont on a besoin dans la pratique courante de la radioactivité.

Unité de radioactivité et étalons. — Le Congrès de radiologie et d'électricité de Bruxelles, en septembre 1910, a décidé la création d'une unité de mesure radioactive, qu'on a appelée le *Curie*.

Ce Congrès constitua la Commission internationale de l'étalon du Radium, qui s'est réunie à Paris du 25 au 28 mars 1912, et eut pour principal objet l'examen des étalons internationaux : l'un de $21^{mgr},99$ de chlorure pur anhydre $RaCl^2$ préparé par Mme Curie, déposé à Paris au Bureau international des poids et mesures; l'autre de $31^{mgr},17$ de chlorure pur, $Ra\,Cl^2$, conservé à Vienne comme étalon auxiliaire.

Ces étalons ont servi à établir des étalons secondaires utilisés dans divers laboratoires.

Le *curie* est la quantité d'émanation produite à

l'infini par un gramme de Radium en équilibre radioactif.

Un gramme de Radium, étant placé dans une ampoule scellée, produit de l'émanation se détruisant elle-même. Il arrive un moment où la quantité d'émanation qui se détruit dans un temps donné est compensée par une quantité égale qui se forme dans le même temps. On dit alors que ce Radium est en équilibre radioactif. Cet état d'équilibre est atteint au bout de un mois. A ce moment, la quantité d'émanation contenue dans l'ampoule est le *Curie*. C'est donc la quantité d'émanation en équilibre avec 1 gramme Ra.

Elle occupe un volume de $0^{m^3},6$ à 0°C. et 760 millimètres.

Le millicurie est le millième du Curie.

Le microcurie est le millionième du Curie.

Le millimicrocurie est le milliardième du Curie.

1 mgr.-m. Ra élément équivaut à 125,0 millimicrocuries.

1 mgr.-m. $RaBr^2$ équivaut à 73,4 millimicrocuries.

1 gr. Ra produit 0,00751 Curie d'émanation par heure.

CHAPITRE II

LES PRINCIPAUX CORPS RADIOACTIFS

FAMILLE DE L'URANIUM

Uranium. — L'Uranium est le corps sur lequel la radioactivité a été constatée pour la première fois.

Cette radioactivité est constante, même après plusieurs années.

Son poids atomique est de 238,5. Sa vie moyenne, évaluée par la théorie, serait de l'ordre de 8 000 000 000 d'années.

Il émet surtout des rayons α. Les rayons β et γ, émis en quantité très faible par l'Uranium, sont dus à un de ses produits de désagrégation, l'Uranium X.

Radiouranium. — Entre l'Uranium et l'Uranium X, on suppose l'existence d'un corps intermédiaire, le Radiouranium.

Uranium X. — En soumettant un sel d'urane en solution à des précipitations répétées de sulfate de Baryum, on enlève la presque totalité des rayons β et γ. L'Uranium ne possède plus que le rayonnement α qui lui est propre.

Quant aux précipités, ils contiennent l'Uranium X et donnent des rayons β et γ.

Cette activité disparaît en un an environ, alors que l'examen de l'Uranium traité, en interposant des écrans d'aluminium, montre la formation de nouvelles quantités de rayons β et γ. H. Becquerel a montré que la quantité normale se reforme également en un an environ.

De nouvelles précipitations entraînent de même l'Uranium X formé. Ce corps serait donc bien produit par l'Uranium.

Pour isoler l'Uranium X, Crookes précipite une solution de sel d'urane par un excès de carbonate d'ammoniaque en solution très concentrée et chaude.

Il emploie également la séparation par l'éther. Une solution concentrée de nitrate d'urane additionnée d'éther se sépare en deux couches. La plus riche en éther contient un excès d'Uranium ; la plus riche en eau contient un excès d'Uranium X.

H. Becquerel a employé l'entraînement par le sulfate de baryte. En transformant le sulfate en carbonate, puis en chlorure, et précipitant par l'ammoniaque, on obtient un précipité contenant l'Uranium X sans Baryum.

En faisant bouillir une solution de sel d'urane avec du noir de fumée ou du noir animal, on entraîne l'Uranium X.

L'Uranium X appartient vraisemblablement au groupe du fer.

Ionium. — Les expériences relatives à la production du Radium par l'Uranium ayant rendu vraisemblable l'existence d'un corps intermédiaire, la recherche de cette substance fut entreprise par Rutherford et Boltwood.

En 1907, ils découvrirent ce corps dans les minerais d'urane, et l'appelèrent Ionium.

Il appartient au groupe des terres rares. Ce serait le parent direct du Radium, qu'il semble engendrer d'une manière continue.

Radium. — Le Radium est un corps très radioactif, découvert par M. et Mme Curie, en 1898[1].

C'est un métal alcalino-terreux de poids atomique 226,5, caractérisé par un spectre montrant une raie intense dans l'ultra-violet[2].

Mme Curie a successivement déterminé le poids atomique du Radium par l'analyse de plusieurs échantillons[3].

[1] M. et Mme Curie et Bémont, *Comptes rendus*, décembre 1898.

[2] Demarçay, *Comptes rendus*, décembre 1898, novembre 1899, juillet, 1900.

[3] Mme Curie, *Comptes rendus*, 1899, 1900, 1902, 1907.

Elle a employé la méthode classique du dosage du chlore contenu dans un poids connu de chlorure anhydre à l'état de chlorure d'argent.

Les deux premières déterminations ont été faites sur des produits de 250 à 600 fois l'activité de l'Uranium. La troisième a été faite sur un produit à 3500. Le chiffre trouvé primitivement de 137 à 138, monta à 140.

En faisant l'analyse de produits plus riches, le chiffre monte encore.

En contrôlant avec l'analyse spectrale, voici le tableau des résultats obtenus par Mme Curie :

A^6	P	
3500	140	Le spectre du Radium est faible.
4700	141	
7500	159,8	Le spectre du Radium est fort, mais celui du Baryum domine.
Ordre de grandeur 10^6	173,8	Les deux spectres sont à peu près équivalents.
	223	Les trois raies les plus fortes du Baryum sont seules visibles.
	225,3	Ces mêmes raies sont faibles.
	226,45	La raie la plus forte du Baryum est très faible (exp. faites sur 0 gr 4 de chlorure).

Après plusieurs analyses de contrôle, ce dernier chiffre a été adopté.

Aucune substance radioactive, autre que le Radium, n'a encore été obtenue à l'état de sel pur et caractérisée, en tant qu'élément, par son spectre et son poids atomique.

La vie moyenne du Radium a été établie par des calculs théoriques, donnant un chiffre de l'ordre de grandeur de 2500 à 3000 ans environ.

La période de désactivation, c'est-à-dire la perte de moitié, est de l'ordre de grandeur de 1700 à 1800 ans.

Outre son rayonnement, il dégage spontanément de la chaleur[1], à raison de 118 calories-grammes par heure et par gramme.

En un an, un gramme de Radium dégage donc : $118 \times 24 \times 365 = 1\,035\,000$ calories-grammes.

La vie moyenne du Radium étant de 2800 ans environ, un gramme représente :

$1\,035\,000$ calories $\times$ $2\,800 = 2\,898\,000\,000$ calories, soit environ 500 kilos de houille.

1 gramme de Ra, en équilibre radioactif, c'est-à-dire avec ses produits de désintégration, dégagerait 134,7 calories-grammes par heure. Privé de ses produits, 1 gramme de Ra seul dégagerait 25,1 calories-grammes par heure[2].

Mme Curie et Debierne ont obtenu le Radium métallique par électrolyse d'une solution de chlorure avec électrode négative de mercure. Le Radium, fixé par cette électrode, donne un amalgame qui, distillé dans le vide, permet d'isoler le

[1] Curie et Laborde, *Comptes rendus*, 1903.
[2] Rutherford et Robinson, 1913.

Radium sous forme d'un métal brillant très altérable à l'air, fondant vers 700°[1].

L'électrolyse, avec électrode en platine, d'une solution de nitrate ne donne pas de dépôt de métal.

Son poids atomique fait placer le Radium, dans le tableau de Mendéléeff, à la suite du Baryum, dans la colonne des alcalino-terreux, sur la rangée contenant déjà le Thorium et l'Uranium. (Voir Table périodique des éléments, page 186.)

M. et Mme Curie ont recherché si les sources habituelles de Baryum ne contenaient pas de Radium. Des essais faits sur 50 kilos de chlorure de Baryum du commerce ont été complètement négatifs.

Le Radium est caractérisé par une radioactivité permanente. Il émet des rayons absorbables et des rayons pénétrants. L'activité initiale des sels, lors de leur préparation, augmente par la suite, pour atteindre l'activité limite constante après un mois environ.

En équilibre radioactif, il dégage un rayonnement composé approximativement de 85 à 90 p. 100 de rayons α, 8 à 10 p. 100 de rayons β, 2 p. 100 de rayons γ.

Les sels de Radium dégagent d'une façon spontanée et continue de la chaleur.

[1] M. Curie et Debierne, *Comptes rendus*, septembre 1910.

Ils sont spontanément lumineux, en particulier les sels haloïdes[1].

Ils éprouvent une altération progressive se manifestant par une coloration du sel.

Les chlorures dégagent des composés oxygénés du chlore.

Les bromures dégagent du brome.

Dans le voisinage des sels de Radium, il y a formation d'azone[2].

Ils décomposent l'eau.

Ils dégagent de l'Hélium[3]. 1 gramme Ra, en équilibre radioactif, donne par an 156 millimètres cubes de ce gaz de poids atomique 3,99.

Ils dégagent de l'émanation, communiquant aux corps qui se trouvent en contact avec elle une activité temporaire, appelée activité induite.

Ces sels ont des caractères chimiques très voisins de ceux du Baryum. Les chlorures et bromures sont isomorphes, cristallisent ensemble dans toutes proportions, les sels de Radium étant cependant moins solubles. Ils cristallisent avec deux molécules d'eau.

Le chlorure et le bromure sont insolubles dans les acides concentrés et dans l'alcool absolu.

Le nitrate de Radium est soluble dans l'eau. Le

[1] Curie, *Société de Physique*, mars 1899.
[2] Demarçay, 1899. — P. Curie, *Comptes rendus*, 1899.
[3] Ramsay et Soddy, 1903.

mélange de nitrate de Radium et de nitrate de Baryum ne se fractionne pas.

Le sulfate est insoluble dans l'eau et dans les acides concentrés ou étendus.

Le carbonate est insoluble dans l'eau.

Le Radium ne précipite pas par l'acide sulfhydrique en solution acide, ni par le sulfhydrate d'ammoniaque en solution alcaline étendue.

DÉCOUVERTE DU RADIUM PAR M. ET Mme CURIE

Tous les minéraux contenant de l'Uranium et du Thorium sont radioactifs; certains, avec une force particulière, équivalent à plusieurs fois la radioactivité de l'Uranium métallique.

L'Uranium n'entrant que pour une partie dans ces minerais, M. et Mme Curie pensèrent, avec juste raison, qu'il devait exister un autre corps radioactif.

Ils préparèrent une Chalcolyte artificielle (phosphate d'urane et de cuivre), en partant du nitrate d'urane pur et du phosphate de cuivre dissous dans l'acide phosphorique (procédé Debray). La Chalcolyte obtenue accusait l'activité due à la teneur en Urane. Elle était deux fois et demie moins active que l'Uranium métallique, alors que la Chalcolyte naturelle est environ une fois et demie plus radioactive que l'Uranium.

La présence d'un corps très radioactif dans le minerai devenait donc incontestable.

M. et Mme Curie procédèrent alors à des traitements chimiques sur des Pechblendes (minerais d'oxyde d'Urane). Ils effectuèrent des séries de séparations très méthodiques, et examinèrent les produits obtenus. Ils constatèrent que certaines portions s'appauvrissaient en radioactivité, pendant que d'autres, au contraire, s'enrichissaient.

La Pechblende est un mélange très complexe d'oxyde d'Uranium et d'autres métaux, plomb, fer, bismuth, antimoine, arsenic, cuivre, terres rares, chaux, magnésie, baryum, silice, etc., argon, hélium.

Parmi les diverses portions provenant du traitement, M. et Mme Curie remarquèrent que le bismuth extrait était très radioactif, ainsi que le sulfate de baryte.

Cependant les sels de bismuth et de baryum du commerce sont tout à fait inactifs.

Cette concentration d'activité dans le bismuth et dans le baryum se faisant toujours en se plaçant dans les mêmes conditions, on se trouvait bien en présence de deux corps nouveaux radioactifs.

M. et Mme Curie dénommèrent Polonium[1] le

[1] M. et Mme Curie, *Comptes rendus*, juillet 1898.

corps accompagnant le bismuth, et Radium[1] le corps accompagnant le Baryum.

Le bismuth polonifère et le Baryum radifère furent enrichis en Polonium et en Radium par diverses méthodes de fractionnement.

Pour le Polonium, on a employé :

1° Sublimation des sulfures dans le vide. Le sulfure actif est plus volatil que le sulfure de bismuth (sublimation fractionnée).

2° Précipitation des solutions nitriques par l'eau. Le sous-nitrate précipité est plus actif que le sel restant dissous (précipitation fractionnée).

3° Précipitation par l'hydrogène sulfuré d'une solution chlorhydrique très acide. Les sulfures précipités sont plus actifs (précipitation fractionnée).

Pour le Radium, on a surtout employé la cristallisation fractionnée des solutions de chlorure ou de bromure de Baryum et de Radium, les cristaux d'une solution étant toujours plus riches en Radium que l'eau-mère.

En principe, quand on a affaire à une solution de sels radioactifs, les premiers cristaux ou les premiers précipités sont toujours plus riches en corps radioactifs.

[1] M. et Mme Curie et M. Bémont, *Comptes rendus*, décembre 1898.

TRAITEMENT DE LA PECHBLENDE

Pour permettre l'étude de ces nouveaux corps, M. et Mme Curie et M. Debierne traitèrent plusieurs tonnes de résidus du traitement de la pechblende. Ces résidus provenaient de Saint-Joachimsthal en Bohême, où se trouve un gisement de ce minerai, exploité par le Gouvernement autrichien pour l'extraction de l'Urane.

La Pechblende est grillée avec du carbonate de soude, le produit lessivé à l'eau, puis traité par l'acide sulfurique étendu. La solution contient l'urane, le résidu contient les substances radioactives.

Le traitement de ces résidus a été organisé par M. Debierne.

Ces résidus, constitués en grande partie par des sulfates insolubles, sont d'abord traités par une solution de soude bouillante.

L'acide sulfurique combiné au plomb, à l'alumine, à la chaux, donne du sulfate de soude qu'on élimine par lavage à l'eau. La solution alcaline contient du plomb, l'alumine, la silice.

On précipite le plomb par l'hydrogène sulfuré; c'est le sulfure à Polonium radioactif.

La portion insoluble lavée à l'eau est reprise par l'acide chlorhydrique. Cette opération dissout une

TABLEAU REPRÉSENTANT LA PRINCIPALE PARTIE DU TRAITEMENT

- Résidus du traitement des Pechblendes traités par la soude à ébullition.
  - Solution alcaline contenant le plomb, l'alumine, la silice, le sulfate de soude. On traite par H^2S.
    - Sulfures de plomb polonifères.
    - Liquide rejeté.
  - Résidu insoluble lavé à l'eau, traité par HCl.
    - Solution de chlorure traitée par H^2S.
      - 2e portion de sulfures polonifères.
      - Liqueur qu'on débarrasse de l'excès d'H^2S et précipité par NH^3.
        - Précipité d'hydrates actinifères.
        - Liquide rejeté.
    - Résidu de sulfates contenant le Radium. On traite par le carbonate de soude à ébullition.
      - Liquide contenant le sulfate et le carbonate de soude. On l'élimine.
      - Carbonates contenant le Radium. On traite par HCl.
        - Liqueur de chlorures radifères. On traite par H^2S.
          - 3e quantité de sulfures polonifères.
          - Liqueur d'où on chasse l'excès de H^2S et qu'on précipite par NH^3.
            - Précipité de fer à actinium.
            - Liqueur qu'on précipite par carbonate de soude.
              - Carbonates radifères purs, qu'on transforme en chlorures et qu'on fractionne.
              - Liquide rejeté.
        - Résidu rejeté.

deuxième partie. On traite par l'hydrogène sulfuré, on a une deuxième portion de précipité de Polonium.

La solution, débarrassée de l'hydrogène sulfuré et précipitée par l'ammoniaque, donne des hydrates contenant de l'Actinium.

Le Radium reste dans l'insoluble.

Cette portion insoluble traitée par le carbonate de soude bouillant donne, après lavage à l'eau, un résidu contenant des carbonates.

Ces carbonates, traités par l'acide chlorhydrique, donnent une liqueur contenant le Radium, ainsi que de nouvelles quantités de Polonium et d'Actinium.

On précipite par l'hydrogène sulfuré de nouvelles quantités de sulfures polonifères.

On chasse l'hydrogène sulfuré en excès; on traite la solution peroxydée par l'ammoniaque; on obtient un précipité de fer contenant l'Actinium.

La solution filtrée, additionnée de carbonate de soude, donne des carbonates alcalino-terreux qu'on lave et transforme en chlorures.

Ces chlorures, évaporés à sec, sont repris par l'acide chlorhydrique concentré. Le chlorure de Calcium se dissout presque entièrement, alors que le chlorure de Baryum radifère reste insoluble.

On obtient ainsi, par tonne de résidus traités,

8 kilogrammes environ de chlorure de Baryum radifère, d'une radioactivité soixante fois plus grande que l'Uranium.

Ce chlorure est soumis au fractionnement.

FRACTIONNEMENT

Le chlorure de Radium étant moins soluble que le chlorure de Baryum, si l'on fait cristalliser une solution contenant les deux sels, les cristaux seront plus riches en Radium que les chlorures restant dans l'eau-mère. En reprenant les cristaux par l'eau pure, et en faisant cristalliser, on aura des cristaux encore plus riches en Radium. L'eau-mère servira à redissoudre les cristaux de l'eau-mère précédente qu'on aura refait cristalliser. En continuant ainsi, on aura une série de capsules en cristallisation. La première donnera des cristaux de plus en plus riches, alors qu'inversement, la dernière donnera des cristaux de plus en plus pauvres. Lorsque ces cristaux sont presque inactifs, on élimine l'eau-mère pour ne pas accroître indéfiniment le nombre de capsules.

Lorsque les cristaux de tête ont une activité assez grande, on les élimine pour la même raison, pour constituer plus tard un deuxième fractionnement plus riche.

On a ainsi le schéma suivant (fig. 32) :

Les fractionnements riches se font, non plus à l'eau, mais avec des solutions d'acide chlorhydrique. Les sels étant moins solubles dans l'acide, la quantité de solution est augmentée, ce qui faci-

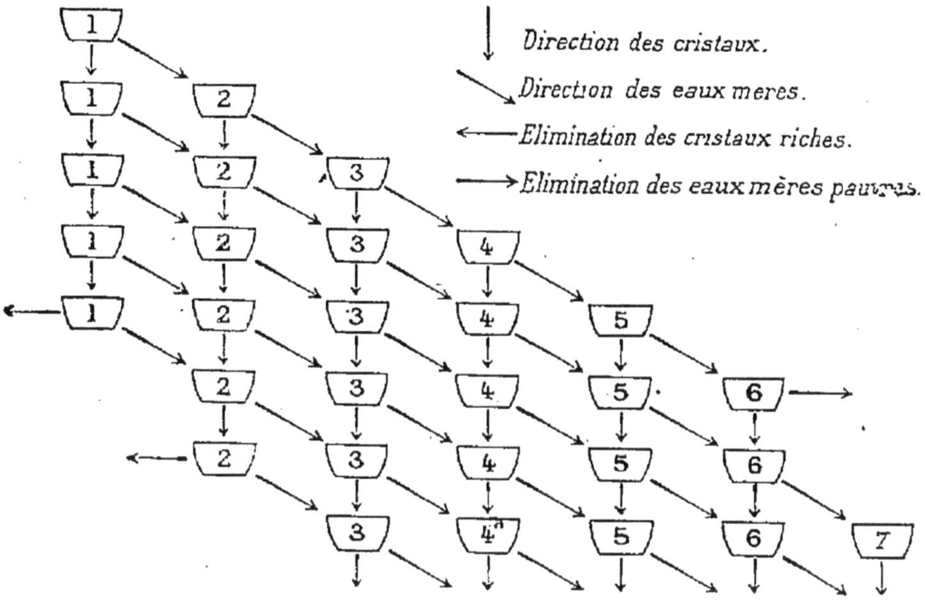

Fig. 32. — Schéma d'un fractionnement.

lite les manipulations, et, de plus, les fractionnements sont activés par la plus grande différence de solubilité.

Enfin, les fractionnements très riches sont encore facilités par transformation des chlorures en bromures, et fractionnant en liqueur bromhydrique.

Tous les autres procédés de fractionnement essayés : précipitations fractionnées par l'alcool, entraînement par la silice gélatineuse ou par d'autres corps, etc., ont tous été abandonnés.

Émanation du Radium. — Le Radium engendre un gaz, l'émanation, d'un poids atomique = 222,5 [1].

Ce gaz est condensable aux basses températures, liquide à — 62°C et 760 millimètres, solide à — 71° [2]. Condensé, ce corps est très lumineux, ce qui l'a fait appeler par Ramsay le Nitton (brillant).

Il est caractérisé par une période de désactivation de 3,85 jours environ et par une émission de rayons α.

Il se condense sur les parois des objets avec lesquels il est en contact, en leur communiquant une activité éphémère, appelée activité induite.

La quantité d'émanation en équilibre avec 1 gramme de Ra, occupe un volume de $0^{mm^3},6$ à 0°C et 760 millimètres [3], et a été, comme nous l'avons vu, adoptée comme unité de radioactivité appelée le Curie.

On peut facilement extraire l'émanation produite par une quantité de Radium et la transvaser dans un appareil quelconque, une ampoule, par

[1] Debierne, *Comptes rendus*, 1910. — Ramsay, *Comptes rendus*, 1910.

[2] Rutherford, 1909. — Ramsay et Gray, 1909.

[3] Rutherford, Debierne, Ramsay, Soddy, Gray, etc.

exemple, à l'aide d'un dispositif établi suivant le schéma représenté par la figure 33.

La solution de Radium est placée dans le bal-

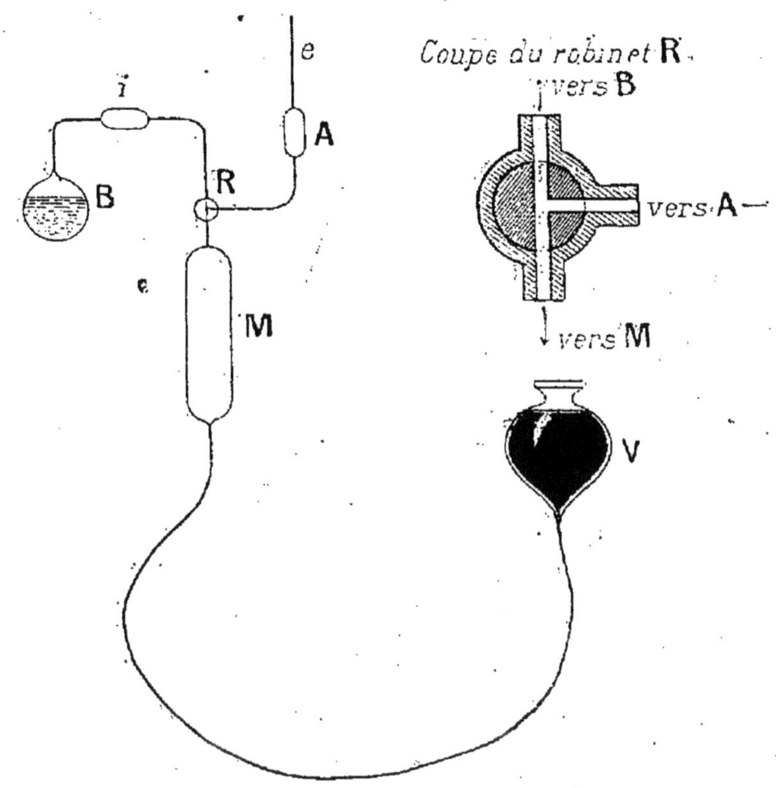

Fig. 33. — Transvasement de l'émanation.

lon B, muni d'un tube de dégagement capillaire faisant communiquer ce ballon avec l'ampoule A et la pompe à mercure M.

Le robinet R permet d'établir la communication de B à A, de A à M, de B à M, ou à la fois, de B à A et à M.

L'extrémité *e* de l'ampoule étant ouverte, on

établit la communication entre A et M. Au moyen du vase mobile V, plein de mercure, on remplit M, en faisant monter le mercure jusqu'en A. On établit la communication de B à M, et, en abaissant V, on fait le vide dans B. On renouvelle la manœuvre une ou deux fois pour raréfier encore davantage l'air dans B, et enfin on ferme la communication avec B. L'émanation s'accumule, et lorsque la quantité maximum est formée (après huit jours, on atteint environ les trois quarts), on peut la transvaser.

A cet effet, on établit la communication de A à M, on fait monter le mercure jusqu'à la pointe *e*, qu'on ferme au chalumeau; on abaisse le vase V de façon à faire le vide en A et en M. On ouvre alors la communication sur B; l'émanation est aspirée en M. On ouvre la communication de M à A, on élève V de façon à refouler l'émanation en A. On peut faire une seconde aspiration sur B et refouler de nouveau en A.

On peut séparer enfin, par un trait de chalumeau, l'ampoule A contenant l'émanation.

Pour obtenir de l'émanation purifiée, on intercale entre le ballon B et l'ampoule A, en I, par exemple, des tubes contenant des substances absorbantes. Il est utile de retenir surtout la vapeur d'eau provenant de la solution par un petit tube à chlorure de calcium.

Radium A, B, C, D, E_1, E_2. — Ces différents corps, produits par la transformation de l'émanation, dont les trois premiers sont à vie très courte, constituent les différents intermédiaires entre l'Émanation et le Radium F ou Polonium. C'est à cette série de corps qu'est dû le phénomène de la radioactivité induite.

Radium F **ou Polonium.** — C'est le premier corps radioactif découvert par Mme Curie, et appelé par elle Polonium, en hommage à sa patrie, la Pologne[1].

Il se trouve dans la Pechblende riche à raison de $0^{mgr},05$ par tonne environ.

Mme Curie et M. Debierne ont obtenu des préparations riches en Polonium de la façon suivante[2].

Le minerai est traité à chaud par l'acide chlorhydrique assez concentré, tout le Polonium est dissous. On plonge dans le liquide obtenu des lames de fer. Les métaux précipités : cuivre, plomb, arsenic, bismuth, antimoine, etc., contiennent le Polonium. On redissout ces métaux par l'acide chlorhydrique, et on plonge des lames de cuivre. Le dépôt, moins abondant, contient encore toute l'activité.

Ce dépôt redissous est précipité par beaucoup

[1] M. et Mme Curie, *Comptes rendus*, juillet 1898.
[2] Mme Curie et M. Debierne, *Comptes rendus* 1910.

d'eau; la solution chlorhydrique du précipité actif obtenu est traitée par le protochlorure d'étain en solution chlorhydrique. On obtient un précipité très actif contenant du cuivre, du plomb, de l'Uranium, de l'arsenic, de l'étain.

Ce mélange actif est soumis à une purification. Précipitation par l'ammoniaque, ébullition avec une solution de soude. Digestion à chaud avec carbonate de soude, précipitation par l'hydrogène sulfuré et par le protochlorure d'étain.

L'activité de la matière obtenue est très grande.

Pour un poids de Polonium d'environ $0^{mgr},1$, on obtient une activité correspondant à $0^{gr},1$ de Radium métal.

On a obtenu avec cette matière plusieurs spectres d'étincelles montrant, outre la présence de plusieurs métaux : or, platine, mercure, palladium, rhodium, iridium, etc., quelques raies attribuables au Polonium.

Avec la substance obtenue, M. Debierne a pu constater nettement la production d'Hélium.

Ses propriétés chimiques ne seront connues que lorsqu'on aura pu en préparer de plus grandes quantités. Cependant il semble avoir des analogies avec le bismuth, duquel il se distingue par sa facilité plus grande de précipiter par les métaux, et sa précipitation par le protochlorure d'étain.

FAMILLE DE L'ACTINIUM

Actinium. — Découvert par M. Debierne[1], dans les oxydes du groupe du fer extraits de la Pechblende, il semble se grouper dans la série des terres rares[2].

La solution des chlorures impurs provenant de l'attaque des résidus de Pechblende, précipitée par l'acide sulfurique, donne du sulfate de baryte entraînant des métaux du groupe du fer et dont l'activité est due à l'Actinium.

Ces sulfates, transformés en chlorures et précipités par l'ammoniaque, donnent des précipités riches en Actinium.

M. Debierne a concentré ces préparations d'Actinium de la façon suivante :

Les hydrates précipités par l'ammoniaque sont repris par l'acide chlorhydrique étendu. Les insolubles sont les plus actifs.

Ils contiennent de l'Actinium avec le Lanthane, le Didyme, le Cérium, le Thorium. On les transforme en chlorures, et on précipite par l'acide oxalique. Ces oxalates sont transformés en oxydes, puis en nitrates. On forme une solution de nitrates

[1] Debierne, *Comptes rendus*, octobre 1899, avril 1900.
[2] Debierne, *Comptes rendus*, 1904.

doubles de terres rares et de magnésium ou de manganèse, qu'on fractionne par cristallisation. L'Actinium s'accumule dans les eaux-mères avec le Samarium et le Néodyme (méthode de séparation des terres rares de Demarçay).

M. Debierne a constaté que l'Actinium donne lieu à une émission de rayons absorbables et de rayons pénétrants et qu'il est producteur d'émanation, différente de celle du Radium[1].

C'est une substance radioactive émettant des rayons α, β, γ et dégageant une émanation de très courte durée.

Cette émanation produit une radioactivité induite caractérisée par une période de décroissance de trente-six minutes.

L'Actinium dégage de l'Hélium[2].

Actinium X. — M. Debierne a obtenu, en précipitant du sulfate de baryte dans des solutions d'Actinium, un précipité actif. En reprenant ce sulfate, le transformant en chlorure et précipitant l'Actinium par l'ammoniaque, le Baryum restant dissous conserve une forte radioactivité, qui peut être concentrée par fractionnement.

L'activité de ce produit diminue d'un tiers en trois semaines.

[1] Debierne, *Comptes rendus*, 1900, 1903, 1904.

[2] Debierne, *Comptes rendus*, 1905.

L'activité du Baryum est d'autant plus forte qu'il est resté plus longtemps en contact.

Cette substance a été nommée Actinium X.

On prévoit également l'existence de plusieurs corps du groupe de l'Actinium.

Le Radioactinium, qui se placerait entre l'Actinium et l'Actinium X, celui-ci engendrant l'émanation, et faisant suite à ce dernier corps, l'Actinium A, l'Actinium B, l'Actinium C, l'Actinium D.

FAMILLE DU THORIUM

Thorium. — Métal dont le poids atomique = 232, le Thorium possède une radioactivité permanente. Sa vie moyenne, évaluée par la théorie, est de l'ordre de 25 000 000 000 ans. L'intensité de son rayonnement est comparable à celle du rayonnement de l'Uranium, mais de nature différente. Les composés du Thorium émettent des rayons α, β, γ en proportion différente de celle qu'on trouve pour l'Uranium.

Le rayonnement du Thorium est, dans son ensemble, plus pénétrant que celui de l'Uranium, ce qui est dû surtout à la présence des rayons α de parcours relativement plus long.

Les composés du Thorium émettent une émanation[1] caractéristique, de courte durée, d'une période de cinquante-quatre secondes environ. Cette émanation produit une radioactivité induite qui décroît, en première approximation, suivant une période de onze heures.

L'Émanation n'émet que des rayons α; le dépôt actif émet des rayons α, β et γ.

Le Thorium extrait des minéraux contenant de l'Uranium serait toujours plus actif que celui qu'on extrait des minéraux n'en contenant pas. En particulier, le Thorium, extrait de la gadolinite, se serait montré à peu près inactif.

Mésothorium. — En traitant les sels de Thorium par des précipitations à l'ammoniaque, on a séparé une substance à peu près inactive qu'on a appelée Mésothorium[2]. Cette substance émet des rayons β; elle serait formée de deux corps distincts : le Mésothorium 1 et le Mésothorium 2. Ces corps, provenant du Thorium, donneraient, en se détruisant lentement, naissance au Radiothorium.

Radiothorium. — La découverte d'un nouveau minerai, la Thorianite, a été le point de départ d'un travail de M. Hann au laboratoire Ramsay,

[1] Rutherford, janvier 1900.
[2] Boltwood, 1907.

qui conduisit à la découverte du Radiothorium, corps très radioactif.

La Thorianite, découverte à Ceylan, se présente sous forme de petits cristaux cubiques noirs, contenant 70 à 80 p. 100 d'oxyde de Thorium, 10 à 15 p. 100 d'oxyde d'Uranium. Ce minerai contient aussi du plomb, du fer, des terres rares. Il est très riche en Hélium, 9 centimètres cubes par gramme.

M. Hann, en traitant ce minerai pour en retirer le Radium, constata que, lors du fractionnement, alors que la tête s'enrichissait en Radium, les eaux-mères s'enrichissaient en activité. Cette activité présentait tous les caractères de celle du Thorium.

Elle donnait, comme lui, une émanation de courte durée.

Cette matière suivant le fer et le Thorium était précipitée par l'ammoniaque.

M. Blanc l'a rencontré dans les dépôts des sources de l'Échaillon et de Salins-Moutiers; il en a extrait également du nitrate de Thorium du commerce en traitant la solution de ces sels par un peu de Baryum précipité à l'état de sulfate.

Ces sulfates actifs, transformés en chlorures et précipités par l'ammoniaque, donnent des hydrates atteignant leur activité limite après un mois environ.

D'après M. Blanc, l'activité du Radiothorium diminue de moitié en sept cent trente-sept jours environ.

Les caractères de la radioactivité du Radiothorium sont identiques à ceux de l'activité du Thorium ; mais, alors que l'activité du Radiothorium diminue suivant une loi régulière, celle des sels de Thorium du commerce évolue suivant un mode plus compliqué.

L'étude de ces variations a conduit à la découverte du Mésothorium.

La radioactivité du Thorium est due en grande partie au Radiothorium et aux substances qui en dérivent.

En se détruisant, le Radiothorium donne naissance au Thorium X.

Thorium X. — En précipitant par l'ammoniaque une solution de sel de Thorium, on sépare de ce corps une substance active qui reste dans la solution ammoniacale, et qu'on a appelée Thorium X[1] par analogie avec l'Uranium X.

Un mois après sa séparation, le Thorium X a pratiquement perdu son activité, alors que le Thorium a repris son activité normale.

Le Thorium X, en se détruisant, produit l'éma-

[1] Rutherford et Soddy, 1902.

nation du Thorium, laquelle, à son tour, donne lieu à la formation du dépôt actif.

Ce dépôt serait formé de substances distinctes, Thorium A, Thorium B, Thorium C_1, Thorium D, Thorium C_2

CHAPITRE III

INDUSTRIE ET USAGES DU RADIUM

ÉTATS NATURELS DES CORPS RADIOACTIFS

Si ces corps se trouvent rarement sous forme de minerais riches, ils sont, par contre, très répandus dans la nature à un état très dilué.

Une grande quantité de roches, en particulier les roches d'origines ignées, en contiennent des proportions appréciables.

M. Strutt a dosé le Radium dans un grand nombre de roches diverses, et les chiffres qu'il a obtenus donnent les teneurs moyennes suivantes[1] :

1° Dans les roches d'origines ignées : Granit, Basalte, Syénite, etc., de

$$0{,}6 \text{ à } 9{,}56 \times 10^{-12} \text{ gramme Ra}$$

par gramme de roche, soit de 5 à 10 millièmes de milligramme de Ra par tonne de roche.

2° Dans les roches d'origines sédimentaires :

[1] Strutt, 1906.

Oolite, Marbre, Ardoise, Argile, Craie, etc., de

$$0,25 \text{ à } 5,84 \times 10^{-12} \text{ gramme Ra}$$

par gramme de roche, soit de 2 à 50 millièmes de milligramme de Ra par tonne de roche.

Pour une teneur en Ra de 10^{-12} gramme, on obtient une teneur en Ur d'environ

$$3 \times 10^{-6} \text{ gramme}$$

par gramme de roche, soit 1 milligramme Ra pour 3 kilogrammes de Ur, c'est-à-dire une proportion de même ordre de grandeur que dans les minerais, ainsi que nous le verrons plus loin.

Certains dépôts, par exemple le *fango*, argile déposée par les eaux chaudes de Battaglia (Italie), possèdent une radioactivité assez forte.

Un grand nombre de sources présentent une radioactivité plus ou moins grande, due soit au Radium, soit au Thorium, soit à leurs Émanations.

Les sources thermales sont les plus riches, et laissent parfois un dépôt contenant des matières radioactives. Les plus actives sont celles provenant des terrains éruptifs, telles que la Bourboule, Plombières, Luchon.

Dans l'examen de la radioactivité des eaux, on détermine en évaluant en millimicrocuries ou en milligrammes-minutes :

1° La quantité d'émanation contenue dans un litre d'eau, mesurée de suite après extraction à la source;

2° La quantité d'émanation contenue dans un litre de gaz s'échappant à la source.

On peut avoir également, dans certains cas, à doser le Radium contenu dans l'eau.

L'activité d'une source peut varier dans des proportions souvent assez fortes, d'une époque à une autre; de même, des sources très voisines peuvent montrer de grandes différences de radioactivité.

La radioactivité des eaux explique l'effet, tout à fait différent, au point de vue thérapeutique, entre l'absorption de ces eaux à la source ou chez soi.

Ces eaux, dans nombre de cas, agissent non seulement par les sels qu'elles contiennent, mais par leur radioactivité. Cette activité, due presque en général à l'émanation, est donc détruite complètement après trente jours de mise en bouteilles. On n'a donc plus qu'une solution saline quelconque.

Nul doute, également, que le séjour quotidien plus ou moins prolongé dans le voisinage de ces sources n'ajoute à l'action de l'eau l'action de l'émanation répandue dans l'air par les gaz des sources. Les gaz s'échappant des sources sont, en effet, souvent très chargés d'émanation[1].

[1] Moureu, *Journal de Pharmacie et de Chimie*, 1911.

Voici la teneur en émanation de quelques sources thermales françaises :

LOCALITÉ	SOURCE	TEMPÉRATURE	ÉMANATION EN MILLIMICROCURIES par litre. EAU	GAZ	AUTEUR
Aix-les-Bains.	Alun.	47°	4,04	22,60	Curie et Laborde.
Bagnères-de-Luchon.	Bordeu.	43°	16,15	135,00	Moureu.
Bussang.	Grande-Salmade.	13°	9,55	—	Laborde.
Bourbon-Lancy.	Le Lymbe.	58°	1,25	13,1	Curie et Laborde.
La Bourboule.	Choussy.	60°	22,45	141,8	Laborde.
Plombières.	Capucins.	46°	5,94	29,8	Curie et Laborde.
	Vauquelin.	69°	2,79	73,5	id.
Vichy.	Célestins.	—	0,528	1,58	Laborde et Lepape.
	Grande-Grille.	41°,7	0,066	0,30	id.
	Hopital.	33°,8	0,022	0,140	id.

L'air atmosphérique contient également des corps radioactifs, soit à l'état gazeux, émanation, soit sous forme de poussières cosmiques excessivement ténues.

On a constaté, en effet, que la pluie et la neige laissent par évaporation des dépôts radioactifs. Cette radioactivité peut être entraînée par des précipitations de sulfate de baryte, et elle n'est pas détruite au rouge. Elle disparaît après quelque temps.

Après une forte pluie ou une grande chute de neige, la radioactivité des dépôts diminue, ce qui confirmerait l'hypothèse de poussières en suspension dans l'atmosphère.

L'air s'échappant des fissures du sol, de même que l'air des caves, des grottes, des galeries souterraines, est particulièrement radioactif.

On peut montrer cette radioactivité en plaçant dans une cave un fil chargé, à haut potentiel, d'électricité négative. Après quelques heures, on constate que ce fil possède une activité notable. Si l'on frotte alors ce fil avec un petit fragment de cuir imbibé d'ammoniaque, qu'on calcine ce cuir au rouge faible, on obtient un résidu dans lequel l'activité s'est concentrée[1].

Cette activité peut être assez forte pour impres-

[1] Mme Curie, *Traité de radioactivité.*

sionner les plaques photographiques et même exciter la phosphorescence.

L'eau de mer a été trouvée assez peu radioactive.

MM. Blanc et Joly ont étudié la teneur du sol en Thorium ; ils ont trouvé des chiffres variant de 0,2 à 10×10^{-5} gramme de Thorium par gramme de roche, soit 2 centièmes de milligramme à 1 milligramme par gramme de roche.

Les travaux de divers savants, notamment MM. Rutherford et Soddy, ont montré que le dégagement de chaleur accompagnant les transformations radioactives doit intervenir dans les phénomènes thermiques, terrestres et solaires[1].

Il semble maintenant démontré qu'une relation intime existe entre la température du globe terrestre et la quantité de Radium qu'il contient. On a, de plus, constaté des radioactivités plus fortes là où existe une température au-dessus de la normale, par exemple lors des travaux de percement du Simplon.

D'autre part, si le spectre solaire ne montre pas la présence du Radium, il montre, par contre, celle de l'Hélium. Ce corps étant un produit de désintégration du Radium, on peut admettre, avec juste raison, que, si le Radium

[1] Rutherdorf et Soddy, 1903.

est absent à la surface du soleil, l'Hélium s'y trouvant, le Radium doit exister dans la masse même de l'astre.

MINÉRAUX RADIOACTIFS

Ainsi que les travaux de M. Strutt l'ont montré, c'est dans les roches éruptives que l'on rencontre le plus de radioactivité[1].

C'est dans ces mêmes roches que se trouvent les minerais primaires contenant le Radium, le Thorium et leurs dérivés.

MM. Rutherford et Soddy ont émis l'hypothèse que le Radium pouvait être un descendant de l'Uranium[2].

Une transformation radioactive correspondant à une fragmentation de l'atome, le Radium ne pouvait dériver que d'une matière d'un poids atomique plus élevé que le sien, soit l'Uranium ou le Thorium.

On doit admettre l'Uranium, car tous ses minerais contiennent du Radium.

La vie moyenne de l'Uranium étant beaucoup plus longue que celle du Radium, un équilibre radioactif devait exister dans les minerais entre

[1] Strutt, 1906.
[2] Rutherford et Soddy, 1903.

l'Uranium et le Radium, de telle sorte que la quantité de Radium soit proportionnelle à celle de l'Uranium. MM. Rutherford et Boltwood ont indiqué $3{,}4 \times 10^{-7}$ Ra pour 1 d'Ur.

Les travaux faits à ce sujet par divers auteurs, MM. Boltwood, Strutt, Eve, Mlle Gleditsch, etc., n'ont pas été tout à fait concordants.

Le tableau suivant est établi d'après Mlle Gleditsch ; nous y avons joint quelques données numériques et le rapport $\frac{U^3O^8 \text{ p. } 100}{Aé}$, qui rendra des services aux mineurs et prospecteurs. Il leur sera facile, au moyen d'un électroscope, de constater l'activité de leurs minerais et, en appliquant le rapport ci-dessus, d'obtenir la teneur approximative en U^3o^8. Il suffira de multiplier l'activité trouvée par ce rapport pour avoir U^3O^8 p. 100.

Cependant, ce rapport étant assez variable, il sera bon d'établir celui qui correspond au minerai de chaque gisement par quelques dosages d'Urane. C'est ainsi, par exemple, que tel gisement du Portugal nous a donné un rapport $\frac{U^3O^8 \text{ p. } 100}{Aé}$, variant entre 31 et 35, alors que, pour tel autre, cependant de la même région, il variait entre 20 et 24.

MINERAIS	PROVENANCE	ACTIVITÉ	Ra PAR TONNE	$RaBr^2 2H^2O$ par TONNE	Ur 0/0	U^3O^8 0/0	RAPPORT $\frac{Ra}{Ur}$	MILLIGRAMMES Ra par tonne pour 1 0/0 U^3O^8	MILLIGRAMMES $RaBr^2 2H^2O$ par tonne pour 1 0/0 U^3O^8	$\frac{U^3O^8 \ 0/0}{a'}$
			mgr.	mgr.						
Pechblende.	St-Joachimsthal.	1,90	148	276	46,10	54,4	$3,21 \times 10^{-7}$	2,72	5,06	28,8
—	Norvège.	3,12	205	382	58,90	69,5	3,48	2,89	5,38	22,2
—	Cornouailles.	1,40	107	199	28,70	33,8	3,74	3,16	5,89	24,1
Broggerite.	Norvège.	3,90	210	391	63,89	75,3	3,29	2,78	5,18	19,3
Clévéite.	—	2,96	181	337	54,90	64,7	3,32	2,80	5,21	21,9
Fergusonite.	—	0,30	22,3	41,6	6,30	7,42	3,55	3,01	5,61	24,7
Samarskite.	Inde.	0,42	29,5	55,0	8,80	10,25	3,35	2,88	5,37	24,4
Autunite.	Autun.	1,52	120	223	46,92	55,30	2,56	2,16	4,02	36,5
—	Tonkin.	1,50	122	225	47,10	55,60	2,59	2,19	4,08	37,0
Gummite.	Allemagne.	1,23	58	106	17,37	20,24	3,34	3,49	6,5	16,5
Chalcolite.	—	1,20	90,5	168	28,80	33,95	3,14	2,66	4,96	28,2
—	Portugal.	1,70	130	242	39,03	46,10	3,33	2,81	5,24	27,1
—	—	0,04	2,4	4,47	0,724	0,854	3,30	2,80	5,22	21,3
—	Cornouailles.	2,00	170	316	48,66	57,40	3,49	2,96	5,51	28,7
Carnotite.	Colorado.	0,76	37,5	70,00	16,00	18,85	2,34	1,99	3,71	24,0
Uranothorite.	Norvège.	0,76	16,0	29,8	4,83	5,70	3,31	2,80	5,22	
Thorianite.	Ceylan.	2,32	66,0	123	18,60	21,90	3,55	3,01	5,61	

Comme on le voit, le rapport $\frac{Ra}{Ur}$ est assez constant pour les minerais primaires et les Pechblendes, et serait, dans ces cas, très voisin, comme moyenne, de celui de MM. Rutherford et Boltwood.

Pour les minerais plus solubles, tels que l'Autunite, la Chalcolyte, il est moins constant.

C'est ainsi que nous avons constaté des rapports $\frac{Ra}{Ur}$ variant dans de grandes proportions dans divers échantillons d'Autunite du Portugal et de Madagascar.

En particulier, des essais d'enrichissement d'Autunite par lavage ont fait perdre la moitié de l'activité, bien que la teneur en urane ait augmenté.

On peut classer les minerais radioactifs en trois classes :

1re Classe. — Les minerais anciens ou primaires, restés inaltérés dans les roches éruptives originaires.

Tels sont : les Fergusonites, les Samarskites, l'Aeschynite, la Thorite, la Thorianite, la Monazite, les Titanoniobo tantalates de Madagascar, qu'on rencontre dans les Granits, les Basaltes, les Syénites, les Pegmatites, etc., en Norvège, dans l'Oural, le Dacota du Nord, le Texas, à Madagascar, etc.

Ces minerais, quoique assez répandus, n'ont pas été trouvés en filons importants. L'Uranium, le Radium, le Thorium, existant dans les roches éruptives à l'état très dilué, on attribue la formation des minerais par l'action de la vapeur d'eau chargée de matières minérales sur la roche non encore solidifiée.

2e *Classe*. — L'action de l'eau et des autres agents géologiques sur les minerais primaires a donné naissance à d'autres minerais restés dans la roche d'origine ou transportés dans les roches voisines.

On trouve ainsi la Pechblende ou Uraninite, en filonnets de certaine importance, dans la Dolomie et le Quartz, dans l'Ardoise avoisinant le Granit, en Bohême, en Saxe, dans le Mica et la Pegmatite, en Norvège, etc.

3e *Classe*. — La transformation continuant et les agents atmosphériques venant joindre leur action, les classes précédentes ont engendré d'autres minerais, Autunite, Chalcolyte, Gummite, etc., qui ont parfois été transportés assez loin, comme on le voit dans certains dépôts argileux de Madagascar.

Certains minerais primaires se sont montrés réfractaires à l'action de l'eau et se sont accumulés dans les sables. On trouve ainsi des gisements importants de sables monazités au Brésil.

Enfin, dans diverses régions, et surtout en Amérique (Colorado et Utah), on a trouvé la Carnotite, Urovanadate de potasse, dans des dépôts de sable plus ou moins argileux.

L'INDUSTRIE DU RADIUM

Après la découverte du Radium par M. et Mme Curie, P. Curie et Debierne traitèrent quelques tonnes de résidus de l'extraction de l'Urane de la Pechblende de Saint-Joachimsthal.

Les mines de Bohême étant, à l'époque, les seules où le minerai d'Urane se rencontrait en quantités exploitables, le Gouvernement autrichien, qui en est le propriétaire, entreprit, en utilisant les travaux publiés par Curie, l'extraction du Radium.

Ce monopole ne dura que peu de temps, et la découverte des gisements d'Autunite du Portugal entraîna la création de plusieurs usines françaises, dont la production dépassa rapidement la production autrichienne.

Ces usines traitent la totalité des minerais portugais et la plus grande partie des Carnotites américaines.

Actuellement, on peut classer les minerais radifères par ordre d'importance industrielle comme suit :

1° Autunite du Portugal ;

2° Carnotite d'Amérique ;

3° Pechblende de Saint-Joachimsthal ;

4° Minerais de Madagascar.

ANTUNITE

C'est un phosphate d'urane et de chaux hydraté $(PO^4)^2(UO^2)^2Ca, 8H^2O$, se présentant sous forme de cristaux orthorhombiques d'un beau jaune brillant, en masses lamelleuses plus ou moins friables.

Dureté 2 à 2,5. | Densité 3,05 à 3,9.

Ce minéral a été découvert en France, pour la première fois, en 1800, par de Champeaux à Saint-Symphorien de Marmagne, dans l'Autunois, d'où son nom.

L'Urane, provenant de la désagrégation des minerais primaires par les agents géologiques, a été transporté par les eaux dans les roches ou les terrains avoisinants, et fixé par l'acide phosphorique.

C'est ainsi qu'on a trouvé, dans la région de Guarda et Sabugal, nord du Portugal, des masses importantes de granit décomposé très imprégnées de cristaux d'Autunite.

Ces divers gisements produisent annuellement un total de plusieurs milliers de tonnes à une teneur de 1 à 1,5 p. 100 U^3O^8.

En France, outre la région d'Autun, on rencontre l'Autunite dans le Rhône près de Chessy, dans la Loire près de Saint-Bonnet-le-Château, dans la Haute-Loire, dans le Puy-de-Dôme près de Bourg-Lastic et d'Ambert, dans la Corrèze, dans la Haute-Vienne près de Limoges, Saint-Yrieix, etc., dans le Tarn près de Castelnau-de-Brassac, en Bretagne, etc.

Seuls, quelques gisements de l'Autunois ont été ou sont encore exploités. Un autre gisement plombifère radioactif (pyromorphite) a été aussi exploité dans la même région, à Grury.

On trouve également l'Autunite à Madagascar dans des dépôts d'argile plus ou moins tourbeuse à 10 kilomètres au sud d'Antsirabé, au Tonkin à Cao-Bang, en Australie près d'Olary.

On signale aussi l'Autunite dans nombre d'endroits, en Bohême, Saxe, Norvège, Grande-Bretagne, Oural, Amérique du Nord, Pérou, etc.

Auprès de l'Autunite, nous devons citer son homologue le Chalcolite ou Torbernite, Phosphate d'urane et de cuivre $(PO^4)^2(UO^2)^2Cu, 8H^2O$, qui se présente sous forme de cristaux du système quadratique d'un beau vert émeraude.

Dureté 2 à 2,5. | Densité 3,4 à 3,6.

Ce minéral se rencontre fréquemment dans le voisinage de l'Autunite.

La Chalcolite a, de plus, un intérêt historique. C'est, en effet, la comparaison entre la radioactivité d'une Chalcolite naturelle et celle du phosphate d'urane et de cuivre préparé en laboratoire qui suggéra à M. et Mme Curie l'hypothèse de l'existence dans le minéral d'un corps radioactif autre que l'Uranium. D'où la découverte du Radium.

L'analyse des cristaux triés d'Autunite et de Chalcolite donne :

	Aé	Ur p. 100	Rapport $\frac{Ra}{Ur}$	
Autunite . .	1,50	47,0	$2,57 \times 10^{-7}$	soit 2,18 mgr. Ra élément par tonne pour 1 p. 100 U^3O^8.
Chalcolite. .	1,70	40,0	$3,33 \times 10^{-7}$	soit 2,81 mgr. Ra élément par tonne pour 1 p. 100 U^3O^8.

Les minerais de Portugal, de même que d'autres Autunites qui nous sont parvenus d'autres sources en échantillons commerciaux, sont généralement pauvres ; leur teneur est comprise entre 1 et 1,25 p. 100 d'U^3O^8, avec une activité de 0,035 à 0,04.

Nous avons constaté plusieurs fois des activités plus faibles par rapport aux teneurs en U^3O^8.

CARNOTITE

C'est un Urovanadate de potasse, servant en quelque sorte d'agglomérant à des grès plus ou moins argileux, rassemblés en poches et parfois en filons dans des terrains granitiques. Ce minerai a été découvert pour la première fois, en 1898, dans l'Amérique du Sud.

Les principaux gisements sont ceux de la région de Green River dans l'Utah et ceux de la Paradox Valley dans le Colorado, aux États-Unis. Les diverses exploitations produisent, par an, de 1 à 2 milliers de tonnes.

Le minerai commercial n'est guère plus riche que les Autunites; la teneur moyenne est de 1,5 p. 100 U^3O^8, le rapport

$$\frac{Ra}{Ur} = 2,34 \times 10^{-7},$$

soit 2 mgr Ra élément par tonne pour 1 p. 100 U^3O^8.

Les minerais précédents, Autunite, Chalcolite, Carnotite, sont plutôt des terres uranifères que de véritables minerais. Provenant de l'attaque par les eaux et autres agents géologiques des minerais primaires, l'urane en solution a été transporté et fixé soit à l'état de phosphate, soit à l'état de vanadate insolubles, imprégnant la roche.

PECHBLENDE

C'est un mélange très complexe d'oxydes d'urane et d'autres métaux : argent, plomb, cuivre, nickel, cobalt, terres rares, etc., contenant de 50 à 80 p. 100 d'Uranium. Le rapport

$$\frac{Ra}{Ur} = 3,50 \times 10^{-7},$$

soit 2,90 mgr Ra élément pour 1 p. 100 U^3O^8.

C'est un minéral noir, dense, à cassure plus ou moins brillante ; dureté 5,5 ; densité 6,4 à 8, cristallisant dans la forme cubique. La Pechblende peut être considérée comme le premier état de transformation des minerais originaires.

On la rencontre dans les Granits, Pegmatites, Syénites, Mica, etc., dans presque tous les grands massifs éruptifs et principalement en Bohême, en Suède et Norvège, dans l'Oural, dans l'Amérique du Nord, en Cornouailles, etc.

Les gisements les plus importants, connus à ce jour, sont ceux de Saint-Joachimsthal en Bohême, appartenant au Gouvernement autrichien. Ce sont les seuls faisant actuellement l'objet d'une exploitation sérieuse. Leur production est, du reste, très limitée, et ne permet pas d'atteindre 1 gramme par an de Radium.

MINERAIS DE MADAGASCAR

Après ces minerais, qui sont, pour le moment, les seules sources actuelles de Radium, nous devons parler de ceux qui sont peut-être la source future.

Ce sont des Samarskites, Euxénites et autres minéraux du même ordre, de la série des Niobates qui ont été découverts à Madagascar. Ils ont fait l'objet d'une étude très complète de M. A. Lacroix, qui a identifié tous ceux découverts à ce jour et qui a donné à certains d'entre eux un nom rappelant la localité où ils ont été trouvés pour la première fois.

Le tableau suivant donne la liste de ces minerais. Les analyses sont indiquées d'après les chiffres de Pisani, figurant dans la *Minéralogie de la France et des colonies* de M. A. Lacroix.

Les échantillons qui nous ont été remis comme minerais commerciaux sont, en général, assez purs et ne contiennent que peu de gangue.

En ce qui concerne l'Ampangabeïte, elle se trouve presque toujours mélangée avec la Columbite, et il est indispensable, pour le mineur, de séparer aussi parfaitement que possible cette dernière. La Columbite, en effet, affaiblit rapidement la teneur moyenne de la marchandise. C'est

	U^3O^8	Nb^2O^5	Ta^2O^5	TiO^2	ThO^2	SnO^2	$(YEr)^2O^3$	$(Ce, La, Di)^2O^3$	Fe^2O^3	Al^2O^3	CaO	MgO	PbO	Bi^2O^3	MnO	K^2O	H^2O	Perte au feu
* Ampangabéite.. .	19,05	34,80	8,90	4,90	2,50	0,80	4,00	0,60	8,60	2,10	1,50							12,40
* Bétafite (Ambolotara)	26,10	34,80	tr.	18,30	1,30	0,30	0,90	0,60	2,87	2,10	3,45	0,40					7,60	
* Bétafite (Ambalahazo)..	26,85	34,80	1,00	16,20	1,12	0,37		1,00	0,50	1,50	3,12	tr.	0,38				12,50	
* Bétafite (Ambalavatokely).. . . .	28,10	32,10	tr.	17,30	1,25			1,20	1,38	0,50	11,61				0,25		5,20	
Blomstrandite. . .	17,80	23,30	28,50	10,80		0,30	0,30	2,50	1,50		4,00	0,20		0,40	0,50			9,00
Columbite.		64,60	12,60			0,40			16,65						7,30			
Euxénite (Andibakély).	3,12	35,50		23,60	3,70		20,80	2,10	1,09	1,31	4,01							4,35
Euxénite (Samirésy)..	15,25	29,30		23,10	2,80		17,80	2,20	2,50	1,65	1,90	0,25						3,95
Euxénite (Ambolotara)	17,05	33,70		19,10	1,54		18,38	2,44	1,22	1,30	2,27							4,00
Samarskite (Manendrika)	9,05	43,60	11,15	1,42	1,05		9,50	4,05	6,00	0,80	2,43							11,14
* Samirésite	20,80	45,80	3,70	6,70		0,10		0,20	1,18	0,74			7,35			0,30		12,45

* Espèces minérales nouvelles connues surtout à Madagascar.

ainsi que des lots de plusieurs centaines de kilos ont, lors de l'échantillonnage, donné un produit d'activité 0,30 et une teneur de 6,50 p. 100 U^3O^8 et quelquefois même au-dessous.

Le tableau ci-dessous indique les chiffres obtenus par l'examen d'échantillons commerciaux.

		a^c	U^3O^8 0/0	$\frac{U^3O^8\ 0/0}{a^c}$
Minerais pratiquement purs.	Ampangabéïte brun clair (Ambatofotsikély). . . .	0,52		
	Ampangabéïte brun foncé (Ambatofotsikély). . . .	0,61		
	Bétafite (Ambolotara). . .	0,63		
		0,87	26,00	29,9
		0,85	25,20	29,6
	Blomstrandite (Tongaféno).	0,56	17,85	31,9
	Euxénite (Samirésy) . . .	0,49		
Minerais tout-venant.	Ampangabéïte	0,37	8,64	23,3
		0,30	6,81	22,7
		0,32	6,50	20,3
	Blomstrandite	0,33	7,25	21,9
		0,30	7,00	23,3
	Euxénite (Ankaratra). . .	0,33	6,11	18,5
		0,33	7,19	21,7
		0,34	7,31	21,4

Ces minerais, quoique constituant des minerais primaires, sont souvent altérés dans la roche originaire même et se présentent sous une variété hydratée. C'est ce qui expliquerait, chez certains d'entre eux, un abaissement sensible de l'activité par rapport à la teneur en urane.

Situés dans les roches éruptives, ils constituent des minerais originaires de l'Uranium.

Si on les rencontre un jour en quantités importantes, ils joueront certainement un rôle dans l'industrie du Radium.

Fabrication. — Les minerais portugais et la plus grande partie des Carnotites des États-Unis sont traités par les usines françaises, qui produisent annuellement plusieurs grammes de Radium.

Les divers procédés industriels de traitement des minerais diffèrent suivant les usines, mais découlent tous du même principe.

Ce principe consiste à amener le Radium sous une forme soluble, à le dissoudre et à le rassembler par une série d'opérations en un produit suffisamment riche pour être soumis à la cristallisation fractionnée. Ce fractionnement, que nous avons décrit déjà, donnera des sels de Baryum et de Radium de plus en plus riches en Radium et, enfin, des sels de Radium presque purs. On obtient couramment des bromures à 90-92 p. 100 en $Ra\,Br^2, 2H^2O$. De ce bromure, on peut passer à un autre sel quel qu'il soit, chlorure, carbonate, sulfate, etc.

Ne pouvant décrire les détails d'une telle fabrication, nous ferons cependant ressortir les difficultés et les frais de multiples opérations qu'elle nécessite, en montrant les quantités de matières mises en œuvre comparativement au poids de Radium extrait.

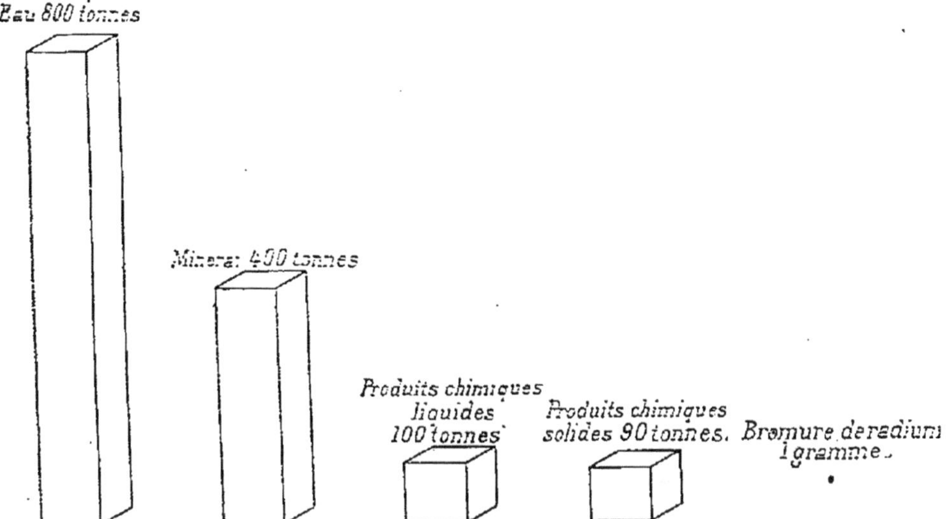

Fig. 34. — Quantité de matières premières nécessaires pour obtenir 1 gramme de bromure de Radium.

Le procédé de traitement que nous avons personnellement créé, à la Société anonyme de Traitements chimiques, peut se représenter par le schéma ci-dessus (fig. 34), qui montre bien la disproportion formidable entre le poids de la matière à manipuler et celui du Radium extrait.

Le poids du produit obtenu est de l'ordre de 1 à 2 milliardièmes de celui des produits mis en œuvre.

Les figures 35, 36 et 37 montrent l'importance

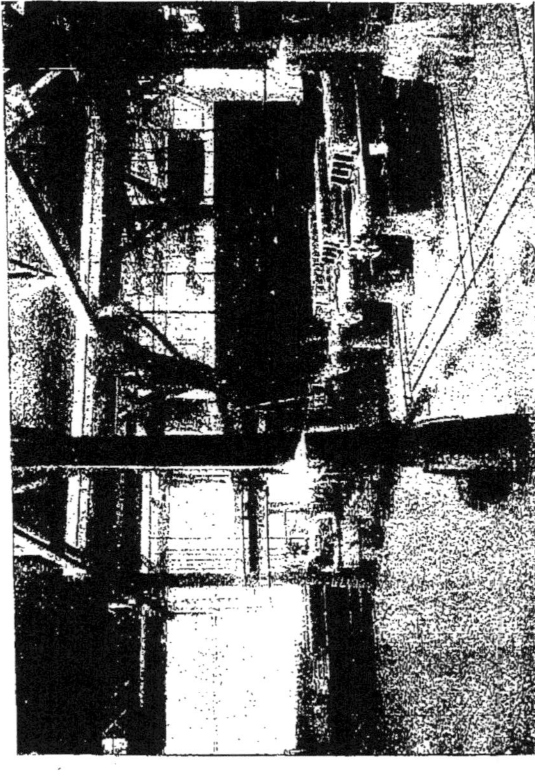

Fig. 35. — Vue d'une partie d'un atelier de traitement des minerais.

du matériel nécessaire à une telle industrie.

On voit donc quelle somme d'efforts représente 1 gramme de Radium.

On se rend facilement compte que le rendement

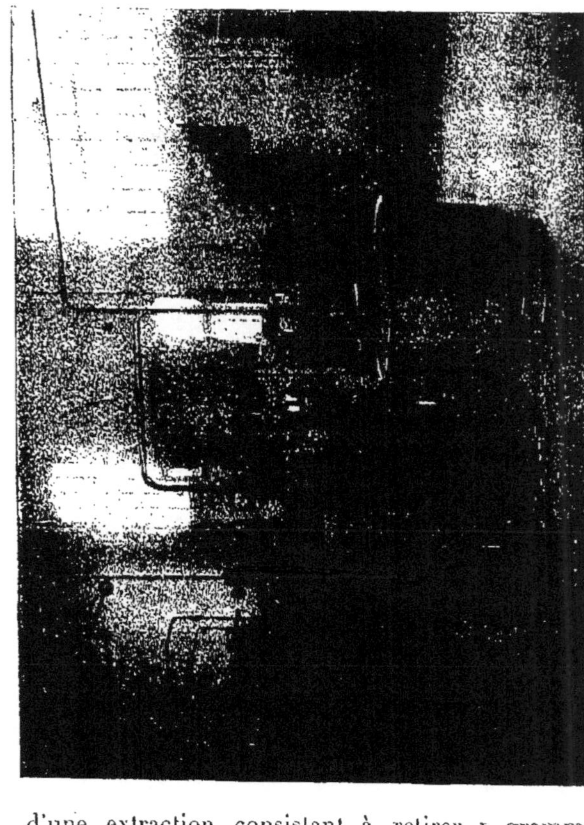

Fig. 36. — Vue d'une partie d'un atelier de purification.

d'une extraction consistant à retirer 1 gramme d'une masse de 1390 tonnes ne peut avoir rien d'analogue avec les rendements des industries extractives ordinaires.

De plus, le minerai, riche ou pauvre, ne se ren-

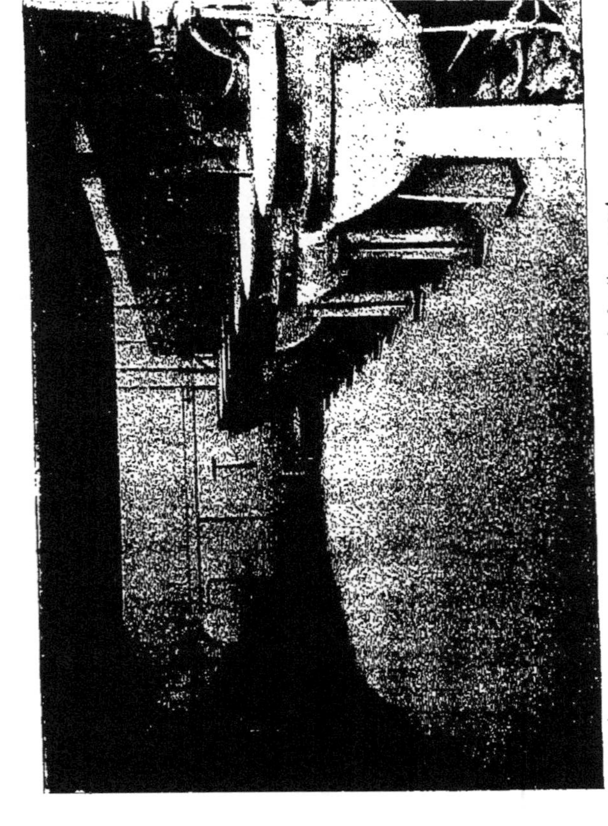

Fig. 37. — Vue d'un laboratoire de fractionnement.

contrant qu'en faible proportion au milieu de la roche originaire, nécessite l'abatage et la manutention d'un tonnage élevé de matériaux comparativement à la quantité marchande extraite.

Le prix élevé du Radium, 400 000 francs le gramme de bromure hydraté Ra Br^2, $2H^2O$, soit 750 000 francs le gramme de Ra élément, n'est donc pas un prix fictif, comme on pourrait le croire, et se trouve parfaitement justifié par le traitement coûteux d'un minerai cher.

Seule, la découverte de minerais riches et en filons importants permettrait d'abaisser ce prix.

Usages du Radium. — Le prix élevé du produit, ainsi que les faibles quantités dont on dispose, ont forcément limité les essais d'utilisation.

Jusque maintenant, l'usage principal du Radium a été son emploi en médecine, soit sous forme de tubes contenant des sels de Radium, soit sous forme d'appareils à émaux ou à vernis radifères, soit sous forme de produits divers, boues radioactives, eaux, sérums, etc.

L'usage connu des corps tel que le sulfure de zinc phosphorescent, rendu lumineux d'une façon permanente par le Radium, tend à se développer de plus en plus, dans de multiples applications. On prévoit également divers emplois industriels : appareils pour la prise de potentiel à distance des conduites électriques, désélectrisation des fibres animales en filatures, etc...

L'action de la radioactivité sur la végétation a été également envisagée.

La présence du Radium ou de son émanation exerce un pouvoir incontestable sur la vie des végétaux. Ce phénomène doit être analogue à celui, bien connu, dû au passage d'un courant électrique dans le sol. Dans les deux cas, l'ionisation du milieu nutritif a pu rendre plus assimilables les éléments nécessaires à la plante, et, par conséquent, en activer la croissance.

Des essais, interrompus par la guerre, nous ont donné, dans certains cas de culture de primeurs, une récolte dépassant de 10 p. 100 en poids les cultures témoins et obtenue en un temps inférieur également de 10 p. 100. D'où, récolte plus forte et meilleure utilisation du terrain.

Tout en craignant que les quantités nécessaires ne permettent pas l'emploi en grande culture, nous pensons qu'il sera possible d'utiliser les produits radioactifs dans les cultures de luxe, telles que : forceries, horticultures, etc.

Nul doute que, par la suite, lorsque les quantités plus importantes obtenues, d'un corps présentant des propriétés ainsi spéciales, permettront de plus vastes essais, de nombreuses applications ne soient trouvées.

LE RADIUM EN THÉRAPEUTIQUE

Ainsi que l'avaient montré les radiumdermites désormais historiques de Becquerel et de Curie, le rayonnement du Radium est capable d'exercer une action physiologique sur les tissus vivants, en y produisant des modifications plus ou moins profondes.

En 1902, le docteur Danlos, de l'hôpital Saint-Louis, ayant constaté cette action, eut l'idée de l'expérimenter sur des petits cancers de la peau. A l'aide d'ampoules contenant quelques centigrammes de sels de Radium prêtés par Curie, il traita divers cancroïdes avec succès.

Ce fut le point de départ de la radiumthérapie. L'étude de l'action du Radium fut alors entreprise méthodiquement par plusieurs savants.

M. Danysz étudia l'action sur le système nerveux de petits animaux, souris, cobayes. Les sujets soumis au rayonnement présentèrent des convulsions, des paralysies suivies de mort. On constatait, au niveau des centres nerveux, des lésions congestives et des hémorragies.

En 1904, MM. Bouchard, P. Curie et Balthazard ont étudié de même l'action de l'émanation du Radium.

Des souris et des cobayes, placés dans une atmosphère chargée d'émanation, montrèrent, après quelques heures, des troubles respiratoires amenant la mort. On constatait une congestion intense des poumons.

Ces expériences étaient faites avec des doses et des temps d'application excédant de beaucoup les doses thérapeutiques actuellement utilisées.

Appliquées avec méthode, ces doses sont sans actions nuisibles sur l'organisme.

Des sels solubles ou insolubles introduits par injections dans l'organisme sont parfaitement tolérés aux doses de :

20 à 60 microgrammes pour le lapin,
100 — pour l'homme,
1 milligramme pour le cheval[1].

MM. Jaboin et Beaudouin ont constaté que les sels solubles injectés sont éliminés par le rein et les voies respiratoires après 4 à 5 jours, alors que les sels insolubles persistent dans l'organisme plus d'une année.

Plus récemment, M. Dominici, M. et Mme Laborde, ont étudié également l'action du Radium injecté[2].

[1] Barcat, *Précis de Radiumthérapie.*

[2] Dominici, M. et Mme Laborde, *Comptes rendus,* 7 avril 1913.

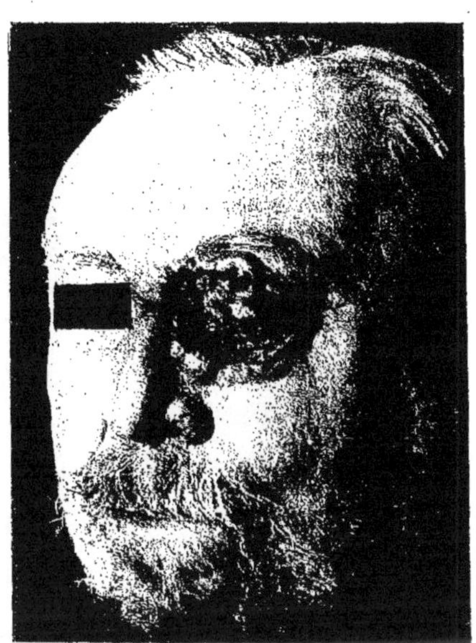

AVANT TRAITEMENT

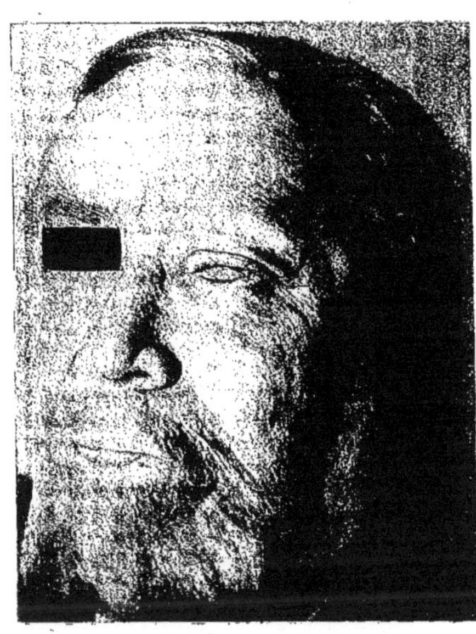

APRÈS TRAITEMENT

Fig. 38. — Cancer épithélial de la région palpébrale, traité par des applications de Radium, par les docteurs H. Dominici, H. Rubens-Duval et Oppert, en novembre 1912 en janvier 1913.
Régression complète

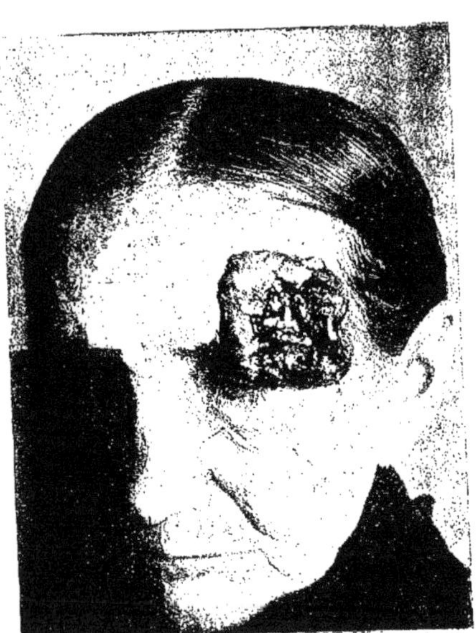

AVANT TRAITEMENT, 12 mars 1914.

Fig. 39. — Cancer de la région temporale traité par le Radium dans le service du

Guérison

La petite cicatrice visible dans la deuxième photographie correspond

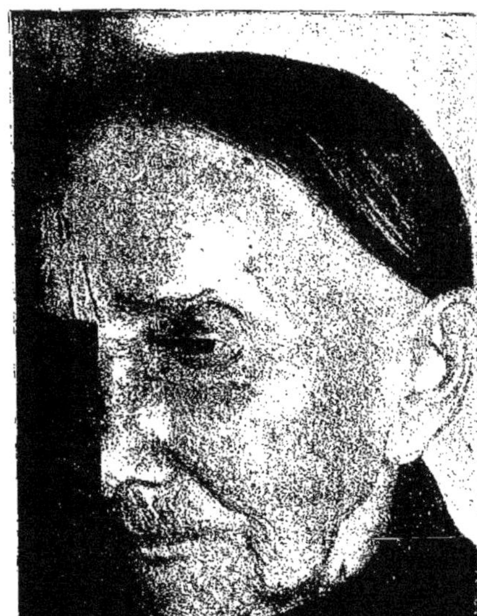

APRÈS TRAITEMENT, 27 juin 1914.

docteur Michaux, en mars 1916, par les docteurs H. Dominici et Bon

en 2 mois.

à un prélèvement de tissus exécuté pour l'étude microscopique.

Les sels de Radium solubles, introduits sous forme d'injections intraveineuses ou intramusculaires, se diffusent dans l'organisme et s'éliminent en grande partie par le rein et les voies digestives. Toutefois, après 137 jours[1], il subsiste dans les différents organes 25 p. 100 de la quantité injectée. La majeure partie de ce reste se retrouve dans le squelette. Le Radium étant un alcalino-terreux, il y a vraisemblablement fixation sous forme de sels insolubles, comme c'est le cas pour la chaux. Nul doute qu'ils restent alors sous cette forme un temps très long, voire même toujours. Ce fait peut avoir une grande importance et mériterait d'être étudié.

Les sels insolubles, administrés en injections intraveineuses, se comportent comme les sels solubles, en se répandant dans l'organisme avec élimination assez rapide de la majeure partie : 50 p. 100 après 25 jours, 90 à 95 p. 100 après 90 jours[2].

En injections intramusculaires, les sels insolubles persistent assez longtemps dans le voisinage de l'injection. Dans ce cas, l'élimination est très lente : 50 p. 100 seulement après 131 jours[3].

M. Chevrier[4] a montré l'action de l'injection de

[1] Dominici, M. et Mme Laborde, *Comptes rendus*, 7 avril 1913.

[2] *Ibid.*

[3] *Ibid.*

[4] *Tribune médicale*, 19 mars 1910.

sel de Radium sur l'urine et le sang. Il y a diminution du nombre de globules blancs, augmentation du nombre de globules rouges et du taux de l'hémoglobine.

Le Radium ou l'émanation, introduit dans les tissus vivants à doses convenables, peut donc exercer une action thérapeutique plus ou moins prolongée.

MM. Danysz, Wickham, Dominici, Barcat. M. et Mme Fabre, ont étudié l'action de l'émanation sur les cultures microbiennes. Ces cultures sont atténuées, sans toutefois aboutir à une stérilisation complète dans la plupart des cas.

D'après Tizzoni et Bougiovanni, M. et Mme Fabre, le gonocoque et le virus rabique seraient tués complètement par une action suffisamment prolongée.

Des actions analogues sont obtenues sur les ferments et sur certaines toxines (venin de serpent, nécrotuberculine).

Le rayonnement, et surtout l'émanation, exercent donc, en bactériologie, une action antiseptique plus ou moins forte et parfois complète.

Sur l'épiderme, l'action du rayonnement, suivant les quantités employées et les temps d'exposition, peut varier de la simple rougeur, suivie ou non de desquamation, se manifestant au bout de vingt-quatre heures après l'application, jusqu'à une

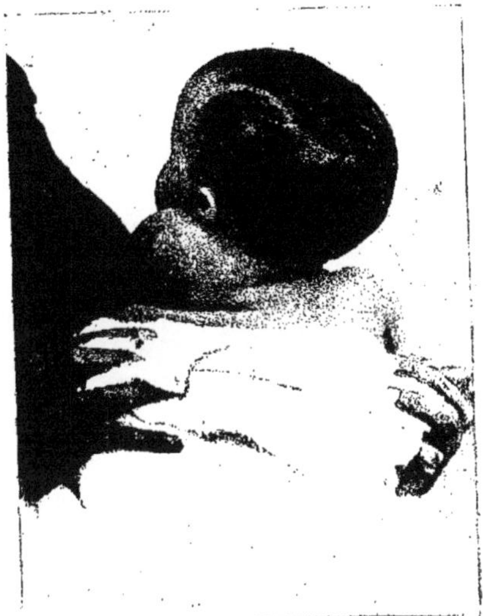

AVANT TRAITEMENT, 7 octobre 1909.

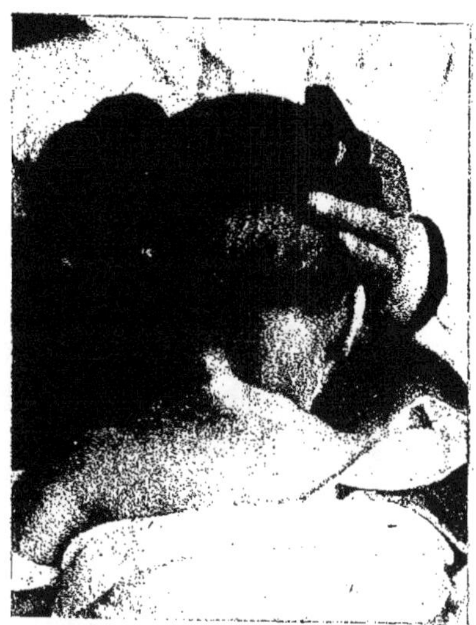

APRÈS TRAITEMENT, 1er décembre 1909.

Fig. 40. — Tumeur lymphatique et sanguine (hémolymphangiome) développée à la base du cou d'un enfant de huit mois.
Guéri depuis novembre 1909, après introduction dans la masse néoplasique d'un tube en argent contenant 42 milligrammes de sulfate de Radium pur, y ayant séjourné 24 heures. (Docteurs H. Dominici, Barbarin et Chéron.)

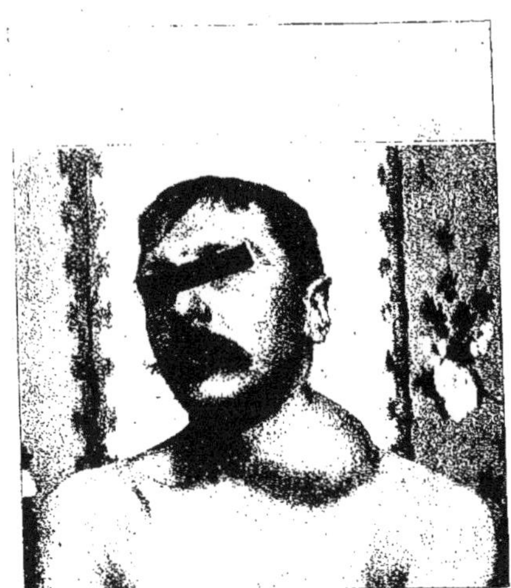

AVANT TRAITEMENT

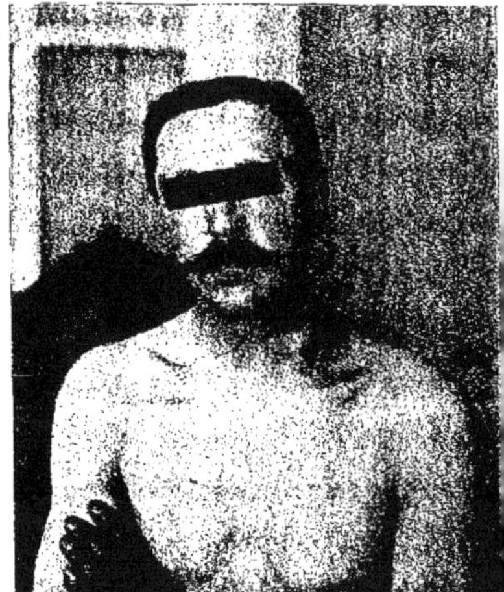

APRÈS TRAITEMENT

Fig. 41. — Lymphosarcome traité par l'introduction de tubes de 5/10e de millimètre de platine contenant 75 milligrammes de $RaBr^2,2H^2O$ et laissés en place (Mme le docteur Laborde.)

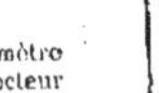

ulcération plus ou moins profonde, demandant plusieurs mois pour se cicatriser.

Le rayonnement n'est cependant pas un simple caustique, comme on a parfois été tenté de l'admettre. Alors qu'il peut détruire certaines cellules, il épargne d'autres éléments de la région irradiée. Il peut en stimuler le développement et même, d'après le docteur Dominici, en régler l'évolution. C'est ainsi que les cellules du tissu conjonctif, devenues cellules sarcomateuses, redeviennent des cellules conjonctives normales, capables d'élaborer à nouveau du tissu conjonctif.

L'action du Radium sur les tissus (principalement les tissus épithéliaux : épiderme, poils, glandes), excitante à faible dose, peut, à plus forte dose, devenir nécrosante.

Cette action peut être évolutive, particulièrement sur le tissu conjonctivo-vasculaire que l'on voit repasser à l'état embryonnaire pour aboutir à l'état fibreux.

Enfin le rayonnement du Radium ou de son émanation peut exercer une action analgésique dans certains troubles du système nerveux.

Après ses premiers essais sur les petits cancroïdes, le docteur Danlos traita avec succès le lupus tuberculeux, le lupus érythémateux, le psoriasis, les taches de vin, etc.

Le docteur Soupault a traité le rhumatisme articulaire; MM. Darier, Foveau de Courmelles, Raymond, Zimmern, les névralgies et le tabès.

Le docteur Darier employa le Radium en ophtalmologie. Les docteurs Oudin et Verchère l'employèrent en gynécologie.

A partir de 1906, grâce aux études précédentes et aux travaux de MM. Dominici, Wickham, Degrais, sur la sélection du rayonnement par filtrage au moyen d'écrans interposés, l'emploi du Radium devint réellement scientifique.

Ces études furent le point de départ d'une véritable école française de radiumthérapie, avec les docteurs Barcat, Faure-Beaulieu, Rubens-Duval, Chéron, Chevrier, Guisez, Mme le docteur Laborde, Octave Claude, Mme le docteur Fabre, etc.

De nombreux cas de guérison ont été obtenus en dermatologie: épithéliomas ulcérés ou bourgeonnants, épithéliomas des muqueuses, lupus tuberculeux, lupus érythémateux, eczéma, acné, mycosis, etc.

Les tumeurs chirurgicales : cancers, sarcomes, lymphadénomes, etc., ont été parfois guéris ou notablement améliorés.

Les figures 38, 39, 40, 41, 42, 43, 44 montrent des cas de guérisons obtenues par l'action du Radium.

Dans certains cas inopérables, la régression des tumeurs, obtenue par l'action du rayonnement, a

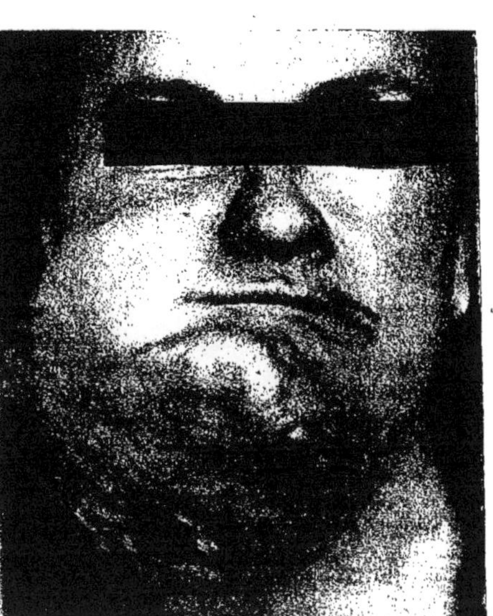

AVANT TRAITEMENT, 10 décembre 1910.

Fig. 42. — Sarcome globocellulaire de la région sous-maxillaire, soigné par par les docteurs H. Dominici,

Guérison depuis

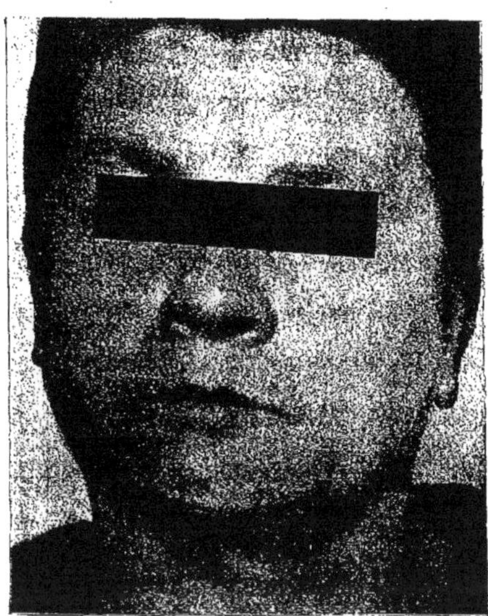

APRÈS TRAITEMENT, 24 février 1911.

l'introduction de tubes de Radium dans le service du professeur Segond, de Martel et Rubens-Duval.

janvier 1911.

AVANT TRAITEMENT, octobre 1908.

Fig. 43. — Tumeur maligne de la parotide. Lymphadénome pur. Soigné dans le
Radium, par le docteur H. Dominici. —

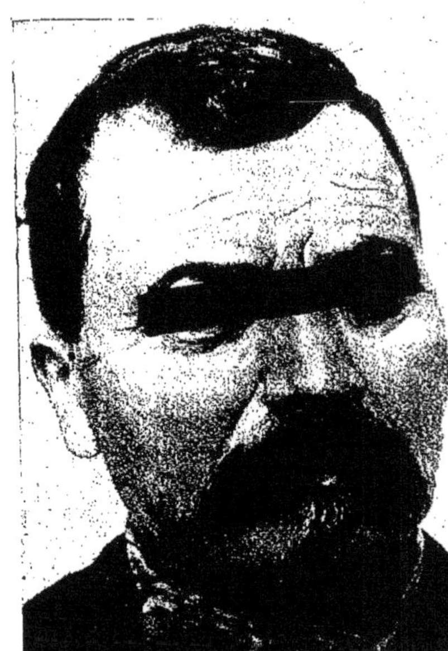

APRÈS TRAITEMENT, novembre 1908.

service du docteur Bazy à l'hôpital Beaujon, par l'introduction d
Guérison depuis décembre 1908.

rendu l'opération chirurgicale possible. Enfin, l'action du Radium consécutive à l'opération chirurgicale a permis de détruire les cellules cancéreuses infiltrées ayant échappé à l'instrument du chirurgien.

En gynécologie, de beaux résultats ont été obtenus notamment par MM. J.-L. Faure, Pozzi, Dominici, Chéron et Rubens-Duval dans des cas de cancer de l'utérus, et par M. Chéron et Mme Fabre sur les fibromes utérins, les métrites, les salpingo-ovarites.

Enfin, dans de nombreux cas de médecine générale : rhumatismes, névralgies, hémorragies oculaires, migraines ophtalmiques, etc., le rayonnement du Radium donne parfois d'heureux résultats.

Nous devons également signaler les bienfaits de la radiumthérapie dans la chirurgie de guerre.

Dès le mois de mai 1915, Mme le docteur Laborde, faisant agir le Radium sur certains tissus cicatriciels, obtint des résultats remarquables[1]. Dans le service spécial de radiumthérapie créé au Grand Palais, des guérisons ou des améliorations nombreuses ont été obtenues, principalement dans des cas de paralysie des nerfs par compression cicatricielle, de névrites douloureuses, de cicatrices

[1] *Société de Chirurgie*, 23 juin 1915. — *Comptes rendus, Académie des Sciences*, 9 août 1915.

douloureuses et de cicatrices adhérentes[1] (fig. 45 et 46).

Le docteur Dominici a également effectué des applications heureuses sur des névrites, dans les services du docteur Pozzi à l'hôpital Broca, du docteur Babinski à la Salpêtrière, etc.

Les résultats obtenus au moment où nous publions cet ouvrage sont de telle importance, que deux autres services de radiumthérapie viennent d'être créés par le Service de santé : l'un à Bordeaux, confié au docteur Barcat ; l'autre à Lyon, confié au docteur Nogier.

Dans les hôpitaux militaires anglais, la radiumthérapie est pratiquée par le docteur américain William Cameron, principalement dans les cas de plaies dont la cicatrisation semble rebelle à tout autre traitement.

Le Radium constitue donc un agent thérapeutique des plus précieux, qui doit occuper une belle place auprès des autres agents physiques : rayons X, lumière solaire, lumière rouge, air chaud, haute fréquence, etc.

La prudence, d'une part, et le manque de produit, d'autre part, ont fait que l'on s'est tenu, jusque maintenant, à l'emploi de faibles doses. Des cas, qui s'étaient montrés rebelles lors de l'application

[1] Mme le Dr Laborde, *Paris médical*, 10 juin 1916.

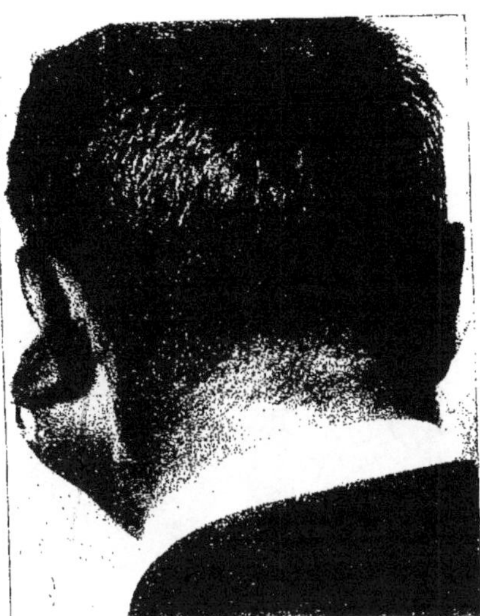

AVANT TRAITEMENT

Fig. 44. — Tumeur maligne mixte de la parotide (épithéliome et chondrome),
Rothschild, par les docteurs Henri

Ce cas est intéressant, parce que la régression de la tumeur, irréalisable avec
(18 centigrammes de sel de

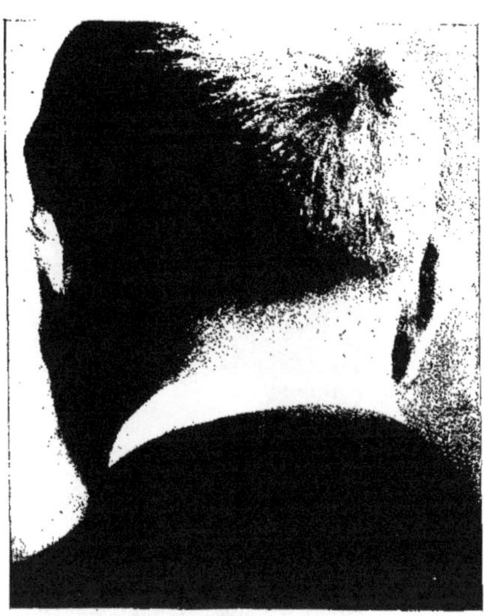

APRÈS TRAITEMENT

soignée par l'introduction de tubes de Radium, à la Polyclinique Henri de
Dominici, Ehrbardt et Desjardins.

des doses moyennes de rayonnement, fut obtenue par l'usage des doses fortes
Radium pur pendant 48 heures).

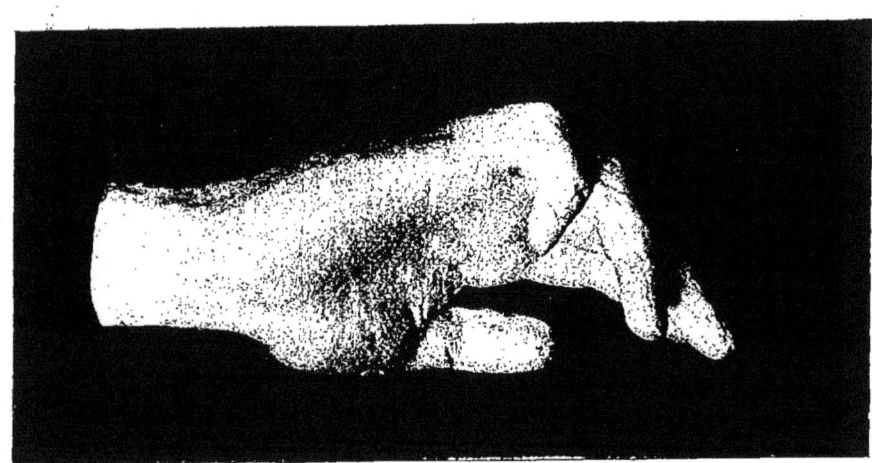

Fig. 45. — 1. Bride fibreuse cicatricielle empêchant l'extension du petit doigt, opérée sans résultat.

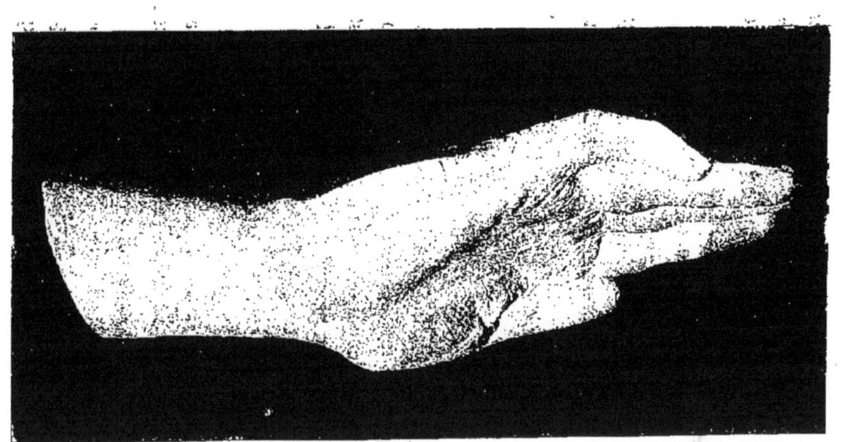

2. Après une application de Radium de 15 heures avec un tube engainé dans 2 millimètres d'argent et contenant 50 milligrammes de $RaBr^2,2H^2O$. (Mme le docteur Laborde.)

d'appareils contenant quelques milligrammes, ont été traités avec de bons résultats avec des centigrammes. Il est donc permis d'envisager des résultats encore meilleurs, lorsqu'on pourra faire agir des centaines de milligrammes et voire même des doses passant le gramme.

Appareils. — Les appareils permettant l'application du rayonnement du Radium sont de divers ordres.

TUBES

Tubes en platine, en or ou en argent de 5 dixièmes de millimètre d'épaisseur (tubes Dominici). Le meilleur moyen de constituer ces instruments est de renfermer directement le sel de Radium dans le tube et d'obturer le bouchon par une soudure (fig. 47).

Le sel sera, de préférence, le sulfate. Ce sel étant, en effet, très fixe et insoluble, on aura moins à craindre les pertes au cas où une fissure viendrait à se produire dans le métal.

Le scellement étant parfait, une fois le produit en équilibre radioactif, l'appareil sera prêt pour l'emploi. On devra s'assurer fréquemment qu'il ne présente aucune fuite. Pour cela, il suffira de sceller le tube dans un second tube en verre et,

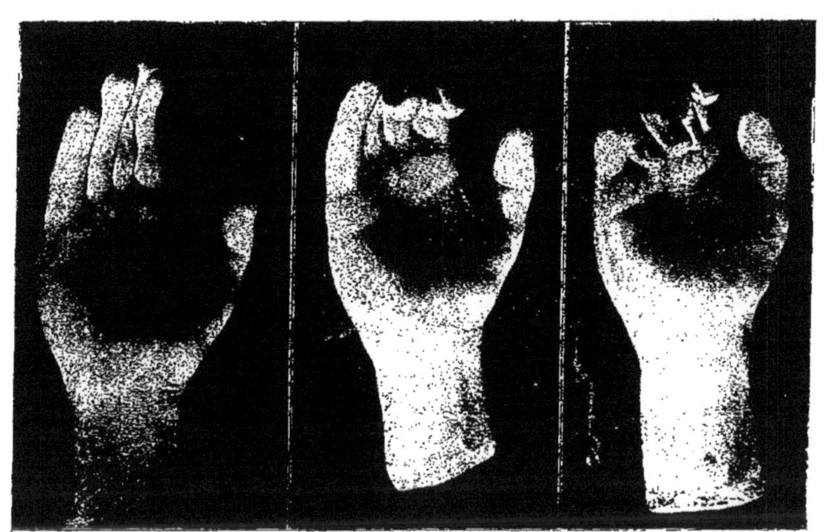

Fig. 46. — 1. 2. Adhérence cicatricielle des tendons fléchisseurs à l'avant-bras empêchant l'extension des doigts.
3. Après traitement par le Radium, les doigts peuvent s'étendre. (Mme Laborde.)

après un jour ou deux, ouvrir le tube de verre en aspirant l'air qu'il contient dans un appareil de déperdition à cylindre. Au cas de rupture du tube métallique, l'émanation qui se sera répandue dans le tube en verre sera signalée par la chute de l'élec-

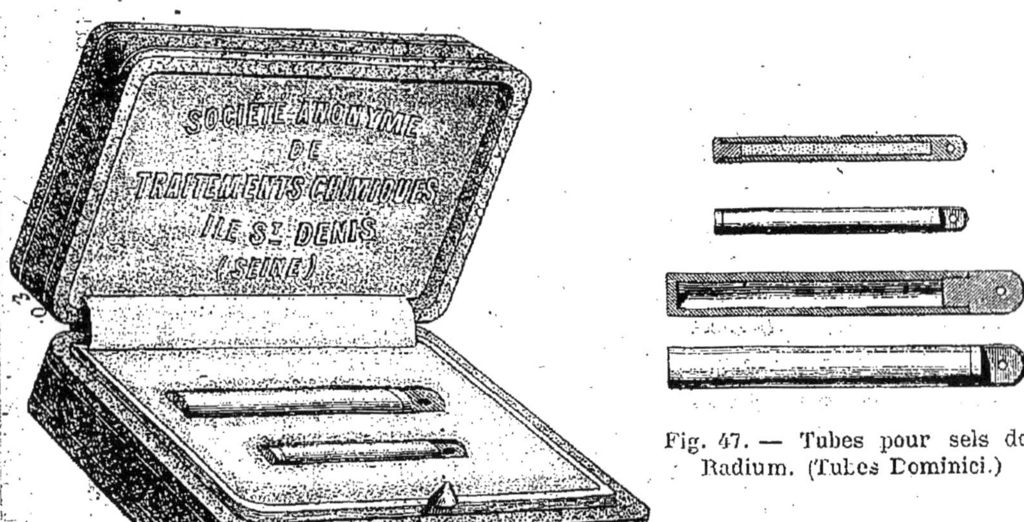

Fig. 47. — Tubes pour sels de Radium. (Tubes Dominici.)

troscope. On devra alors ouvrir le tube, en retirer le produit et le placer dans un tube en bon état.

Il peut arriver que cette expérience montre une légère production d'émanation. Le fait peut s'expliquer par la porosité du métal.

Ces tubes sont employés surtout pour le traitement nécessitant l'introduction du Radium dans l'intérieur des tumeurs. Ils sont introduits nus ou contenus dans d'autre tubes ou gaines constituant des écrans absorbants (méthode du rayonnement ultra-pénétrant de Dominici).

On peut employer également des tubes en verre contenant le Radium et placés eux-mêmes dans des tubes métalliques, platine, or, argent, aluminium.

En général, les tubes contiennent de 5 à 25 milligrammes de Ra métal sous forme de sulfate le plus pur possible, dans le but de réduire au maximum la dimension des tubes.

APPAREILS ÉMAILLÉS OU A SEL COLLÉ

Pour les applications superficielles, on obtient avec ces appareils une surface irradiante plus grande pour une même dose de produit.

Le sel de Radium, incorporé à une colle ou à un vernis, est appliqué sur une surface métallique, à raison de 5 à 25 milligrammes de Ra métal.

La Société anonyme de traitements chimiques construit des appareils de cette sorte, dans lesquels le Radium est incorporé à un émail fusible à haute température. Ces appareils ont l'avantage d'être très robustes, de pouvoir sans inconvénients être stérilisés à l'autoclave, dans des solutions antiseptiques, dans l'alcool, et même d'être flambés (fig. 48).

Ces appareils émaillés peuvent avoir les formes

les plus diverses : appareils carrés, ronds, rectan-

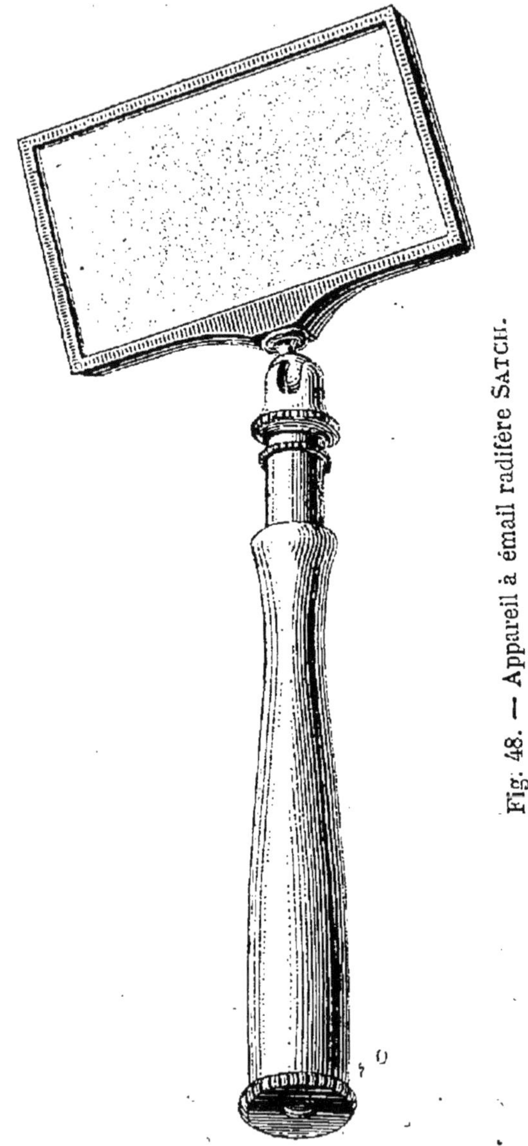

Fig. 48. — Appareil à émail radifère SATCH.

gulaires, triangulaires, plats ou incurvés, avec ou sans manches ; appareils lamellaires pour l'ophtalmologie ou la médecine dentaire, tiges cylindriques pour la gynécologie, etc.

TOILES RADIFÈRES.

Dans ce cas, le Radium est appliqué sur une toile par un agglutinant convenable. Ces toiles sont surtout employées pour faire agir sur de grandes surfaces des doses plus faibles.

Application des appareils et produits radifères. — Suivant le cas à traiter, on emploie les appareils en absorbant plus ou moins les rayons α et β. Avec une simple protection de caoutchouc, on utilisera la majeure partie du rayonnement. Il s'agit alors d'applications de courte durée.

On protège alors les téguments sains par une lame de plomb dans laquelle on découpe un orifice épousant la forme de la lésion à traiter, en la dépassant de 2 à 3 millimètres. Cette cache étant maintenue sur la peau, on applique par-dessus l'appareil radifère.

Dans le but de faire agir plus longuement les rayons β pénétrants et les rayons γ en absorbant les rayons peu pénétrants, mais dont l'action est très active sur l'épiderme, on intercale, entre l'appareil et la partie à traiter, des écrans d'aluminium ou de plomb de 1 à 5 dixièmes de millimètre d'épaisseur, recouverts d'un second écran de 1 demi-centimètre de cellulose (papier de soie ou gaze). On peut alors faire agir le rayonnement pendant des temps variant de quelques minutes à quelques heures, en pratiquant toujours la cache des parties voisines par un écran de plomb.

Enfin, si l'on veut utiliser les rayons γ seuls, on emploie des écrans de 1 à 3 millimètres de plomb recouverts de 1 demi-centimètre à 1 centimètre de cellulose (méthode du rayonnement ultra-pénétrant du docteur Dominici). Dans ce cas, la durée des applications peut atteindre 24 à 48 heures.

Les écrans de cellulose ont pour but d'absorber les rayons secondaires prenant naissance par le passage des rayons β et γ à travers le métal, ces rayonnements étant très nocifs pour les tissus sains.

Le Radium ou l'émanation ont été également employés sous forme de pommades ou d'eaux radio-actives, de sérum radifère, constitué de préférence par le chlorure de sodium à 7 p. 1000, et enfin par l'ionisation au moyen de solution de sels solubles ou de solution d'émanation.

Dans l'avenir, une place importante, sinon prépondérante, sera peut-être prise par l'emploi de l'émanation du Radium, emploi préconisé par plusieurs auteurs.

L'emploi de l'émanation, au lieu et place du Radium même, peut présenter parfois des avantages. Il donne, par exemple, la possibilité de faire agir en un point, au moyen d'un appareil très petit, des doses massives de rayonnement pouvant atteindre l'équivalent de plusieurs grammes de Radium.

En effet, le Radium en tube scellé agit, non pas par son rayonnement propre, mais par les rayons β et γ émis par les produits de désintégration de l'émanation. Le volume de l'émanation en équilibre avec 1 gramme Ra, le Curie, étant de $0^{mm^3},6$, le produit donnant un rayonnement équivalent à plusieurs grammes de Ra pourra donc être logé dans un tube de très petites dimensions.

Une quantité dosée de Radium en solution étant scellée dans une ampoule, on peut très facilement, par la méthode de Debierne, transporter l'émanation produite dans un tube ayant la forme et la dimension que l'on désire.

L'émanation présente encore l'avantage de permettre de doser plus facilement l'action du rayonnement par suite des doses très variées contenues dans des appareils pouvant avoir une infinité de formes[1].

[1] Debierne et Regaud, *Congrès international d'Électrologie et de Radiologie médicales.* Lyon, 1914.

Il ne peut en être ainsi avec les sels de Radium mêmes, les manipulations que nécessiteraient les transvasements répétés pouvant être la source de pertes importantes.

Nous remercions les docteurs H. Dominici, Mme Laborde, ainsi que ceux de leurs confrères qui ont bien voulu nous remettre ou nous permettre d'emprunter à plusieurs publications médicales des photographies de malades qu'ils ont traités par le Radium.

Mésothorium et ses dérivés.

Quoique, au point de vue industriel, l'on soit encore assez dans le vague concernant ce produit, nous tenons à résumer ici, et sous réserves, le peu que l'on sache à son sujet.

D'après Rutherford, il y a, dans 1 000 kilogrammes de Thorium en équilibre radioactif, $0^{mgr},42$ de Mésothorium.

Pour 1 gramme de Thorium également en équilibre, il y a $7,4 \times 10^{-13}$ grammes de Thorium X.

A poids égal, le Mésothorium est environ trois cents fois plus actif que le Radium, le Thorium X est deux cent mille fois plus actif que le Radium.

Une tonne de sable monazité contiendrait, tant en Radium que Mésothorium et dérivés, l'équivalent de $2^{mgr},5$ de bromure de Radium, dont on pense pouvoir extraire 80 p. 100, soit : 2 milligrammes.

Par conséquent, les 3 300 tonnes traitées annuellement peuvent donner l'équivalent de 6gr,5 environ de bromure de Radium ?

On a obtenu des produits commerciaux qui sont, à poids égal, quatre fois plus actifs que le Radium, ces produits contenant environ 25 p. 100 de leur poids en Radium.

Les produits obtenus augmentent d'activité avec le temps ; le maximum est atteint après trois ans environ. La décroissance est plus longue : au bout de dix ans, l'activité serait encore plus forte qu'au moment de la préparation ; la moitié de cette activité serait perdue après vingt ans. Finalement, après disparition du Mésothorium et de ses dérivés, il resterait les 25 p. 100 de Radium.

La teneur des sables monazités est en moyenne de : 8 p. 100 en ThO^2; 0,1 p. 100 en U^3O^8.

Si le Mésothorium peut remplacer le Radium dans certains usages, il ne peut cependant lui être comparé comme valeur. En effet, alors que la période de désactivation, c'est-à-dire la déperdition de moitié, est pour le Radium de deux mille ans environ, cette période pour le Mésothorium est de 5,5 ans.

De plus, alors qu'on peut entrevoir l'emploi de l'émanation du Radium, dont la période de désactivation est de 3,85 jours, on doit renoncer complètement à celui de l'émanation du Thorium, dont la période de désactivation n'est que de cinquante-trois secondes.

TABLEAU

des principaux minerais radioactifs.

M.P. — **Minerais primaires** *se rencontrant dans les terrains éruptifs : Granit, Syénite, Pegmatite, etc...*

M.T. — **Minerais de transformation** *des minerais primaires, se trouvant dans les terrains granitiques ou dans les roches avoisinantes : Pegmatite, Mica, etc...*

M.A. — **Minerais d'altération** *des précédents, transportés par les eaux dans les roches voisines et parfois même à d'assez grandes distances.*

ESPÈCE MINÉRALE	NATURE CHIMIQUE	PROVENANCE
Aeschynite (M. P.)	Niobotitanate d'Urane et terres rares. Uranium, 0,33 p. 100. Thorium, 0 à 20 p. 100.	Oural, Norvège, Brésil.
Ampangabéite (M. P.)	Niobate, Titanate, Tantalate d'Ur, terres rares, etc... Uranium, 17 p. 100.	Madagascar.
Autunite (M. A.)	Phosphate d'Ur et de CaO. Uranium, 50 p. 100.	France, Portugal, États-Unis, Tonkin, Madagascar, Australie.
Bétafite (M. P.)	Niobate d'Ur et terres rares. Uranium, 25 p. 100.	Madagascar.
Blomstrandite (M. P.)	Tantalo-titano-niobate d'Ur. Uranium, 25 p. 100.	Madagascar.
Bröggerite (Uraninite) (M. T.)	Oxyde d'Ur, Pb, etc... Uranium, 50 à 80 p. 100.	Suède, Norvège, Caroline du Nord, etc.
Carnotite (M. A.)	Urovanadate de potasse. Uranium, 50 p. 100.	Colorado, Utah, Australie.
Chalcolite (Torbernite, Cuprouranite) (M. A.)	Phosphate d'Ur et de Cu. Uranium, 50 p. 100.	France, Bohême, Portugal, Cornouailles.
Clévéïte (M. P.)	Oxyde d'Ur, Th, Y, terres rares. Uranium, 60 p. 100.	Saxe, Norvège, Texas, Caroline.
Ebigite (Uranothallite) (M. A.)		Andrinople (Turquie).
Eliasite (Pittinite) (M. A.)	Silicate de Pb, Ur, Ba, Ca, variété de Gummite.	Saint-Joachimsthal.

ESPÈCE MINÉRALE	NATURE CHIMIQUE	PROVENANCE
Euxénite (Polycrase) (M. P.)	Titano-niobate d'Ur et terres rares. Uranium, 5 à 15 p 100.	Suède, Norvège Irlande, Caroline.
Fergusonite (Tyrite, Bragite) (M. P.)	Niobo-tantalate d'Ur et terres rares. Uranium, 2 à 8 p. 100.	Suède, Norvège, Russie, Massachusetts, Caroline.
Fritzchéite (M. A.)	Phosphate d'Ur, Va, Mn.	Bohème, Saxe.
Gummite (M. A.)	Silicate de Pb, Ur, Ba, Ca. Uranium, 55 à 60 p. 100.	Saxe, Bohême, Caroline du Nord.
Hatchettite (M. P.)	Niobo-tantalate d'Ur. Uranium, 13 p. 100.	Mitchell County N. C.
Johannite (M. A.)	Sulfate d'Ur et Cu. Uranium, 56 p. 100.	Bohême, Saxe.
Kochelite (Fergusonite) (M. P.)		
Liébigite (M. A.)	Carbonate hydraté de Ur et Ca. Uranium, 31,5 p. 100.	Autriche, Saxe.
Mackintoshite (M. A.)	Silicate d'Ur, Th, Ce et terres rares. Uranium, 20 p. 100.	Comté de Llano (Texas).
Medjidite (M. A)	Sulfate d'Ur et Ca.	Andrinople (Turquie).
Microlite (M. P.)	Pyro-tantalate de Ca, Tg, Sn, Mn, Be, Y, Ce, et autres terres rares. Uranium, 1,6 p. 100.	Elbe, Suède, Virginie, Connecticut, Massachusetts, Groënland.
Monazite (M. P.)	Phosphate de terres cériques. Uranium, 0 à 5 p. 100. Thorium, 7 à 30 p. 100.	Caroline, Brésil, Madagascar.
Nivénite (Uraninite) (M. T.)		
Nohlite (Samarskite) (M. P.)		
Pechblende (Uraninite) (M. T.)		
Phosphuranylite (M. A.)	Phosphate d'Ur. Uranium, 60 à 64 p. 100.	Comté Mitchell.
Pilbarite (M. A.)	Silicate hydraté de Pb, Ur, Th.	Pilbara, Goldfied (Australie).

ESPÈCE MINÉRALE	NATURE CHIMIQUE	PROVENANCE
Polycrase (Euxénite) (M. P.)	Niobate et Titanate d'Ur, Y, Ce, Tr. Uranium, 3 à 4,6 p. 100.	Suède, Norvège, Caroline du Sud.
Priorite (Blomstrandite) (M. P.)	Titanate, Tantalate, Niobate.	Swaziland (Afrique).
Pyromorphite.	Chlorophosphate de plomb contenant du Radium.	Issy,-l'Évêque, Grury, S.-et-L.
Randite (M. A.)	Carbonate d'Ur?	Pensylvanie.
Rowlandite (M. A.)	Silicate d'Y. Uranium, 3 à 5 p. 100.	Llano County (Texas).
Rutherfordin (M. A.)	Urano-Carbonate de Pb, etc. Uranium, 69,5 p. 100.	Afrique allemande.
Rutherfordite (M. P.) (variété de Fergusonite)	Titanate de Cérium. Uranium, 68 p. 100.	Comté de Rutherford, N. C.
Samarskite (M. P.)	Niobo-tantalate d'Y, Ca, Er, Ur, Th, Fe. Uranium, 3 à 14 p. 100.	Suède, Norvège, Caroline du Nord, Colorado, Canada.
Samirésite (M. P.)	Uranium, 18,67 p. 100.	Madagascar.
Schrœckinergite (M. A.)	Carbonate d'Ur et Sulfate de Ca.	Saint-Joachimsthal (Autriche).
Thorianite (M. P.)	Oxyde de Thorium et d'Uranium, terres rares, plomb et Hélium. Uranium, 9 à 10 p. 100. Thorium, 65 p. 100.	Ceylan.
Thorite (Uranothorite) (M. P.)	Silicate anhydre de Th, Ur. Uranium, 1 à 10 p. 100. Thorium, 40 à 50 p. 100.	Norvège (Arendal), New-York.
Thorogummite (M. A.)	Silicate d'Ur, Ca, Pb, etc. Uranium, 18 p. 100. Thorium, 36 p. 100.	Comté de Llano (Texas).
Torbernite (Chalcolite) (M. A.)	Phosphate d'Ur et de Cu hydraté. Uranium, 47 à 51,4 p. 100.	Saxe, Autriche, Cornouailles.
Troegerite (M. A.)	Arséniate hydraté de Ur. Uranium, 56,2 p. 100.	Saxe.
Tynyamunite (M. A.)	Urovanadate de Ca hydraté Uranium, 54 p. 100.	Colorado, Utah, Ferghana (Turkestan russe).

ESPÈCE MINÉRALE	NATURE CHIMIQUE	PROVENANCE
Uraninite (Pechblende) (M. T.)	Oxyde d'Ur, Pb, avec terres rares. Uranium, 65 à 80 p. 100. Thorium, 0 à 10 p. 100.	Saxe, Autriche, Norvège, Espagne, Connecticut, Caroline du Nord, Texas, Central City (Colorado), Sud-Dacota, Ottawa (Québec), Afrique orientale.
Uranochalcite (Uranopilite) (M. A.)		
Uranocircite (M. A.)	Phosphate d'Ur et de Ba hydraté. Uranium, 47 p. 100.	Allemagne.
Uranophane (M. A.)	Silicate d'Ur, Ca, Pb, Ba hydraté. Uranium, 43 à 56 p. 100.	Silésie, Bavière, Espagne, Caroline du Nord.
Uranopilite (M. A.)	Sulfate uranocalcique. Uranium, 64 p. 100.	Saxe.
Uranosphærite (M. A.)	Uranate de Bi hydraté. Uranium, 42 p. 100.	Saxe.
Uranospinite (M. A.)	Arséniate hydraté de Ur, CaO. Uranium, 49 p. 100.	Saxe, Utah.
Uranothallite (Fluthérite) (M. A.)	Carbonate d'Ur et de Ca, hydraté. Uranium, 31 à 32 p. 100.	Autriche.
Voglianite (Uranopilite) (M. A.)		
Walpurgite (M. A.)	Arséniate d'Ur et de Bi, hydraté. Uranium, 16,5 p. 100.	Saxe.
Xénotime (M. A.)	Phosphate d'Y, Ce, Fe, Mn, Ca. Uranium, 2,9 p. 100.	Norvège.
Yttrocrasite (M. P.)	Titanate Ur, Th, Y. Uranium, 2,2 p. 100.	Burnet County, Texas.
Yttrotantalite (M. P.)	Niobo-tantalate, Ur, Y, Er, Fe, Tg, Sn. Uranium, 3,7 à 5 p. 100.	Suède.
Zeunérite (M. A.)	Arseniate d'Ur, Cu, hydraté. Uranium, 50 à 53 p. 100.	Saxe, Autriche, Cornouailles.
Zippéité (Voglianite) (M. A.)		

TABLES DES FONCTIONS EXPONENTIELLES RELATIVES A L'ÉMANATION DU RADIUM

(Tables de Kolowrat.)

Dans ces tables, λ est la constance radioactive de l'émanation :

$$\lambda = 0,00751 \,(\text{heure})^{-1} = 2,085 \times 10^{-6} (\text{seconde})^{-1}.$$

TABLE A

q = quantité d'émanation restant après un temps t.

q_0 = quantité d'émanation initiale.

$e^{-\lambda t}$, équivalant à la quantité d'émanation existant après un temps t d'une quantité initiale égale à 1.

On a la formule $q = q_0 \times e^{-\lambda t}$.

Exemples de calculs a l'aide de cette formule et de la table. — 1° *Un tube d'émanation mesuré au moyen d'un appareil à plomb, dix heures après avoir été scellé, donne un rayonnement égal à 125 millicuries. Quelle était sa teneur initiale?*

Nous trouvons sur la table A, pour un temps t = 10 heures :

$$e^{-\lambda t} = 0,92765.$$

La formule donne donc :

$$125 = q_0 \times 0,92765,$$

$$q_0 = \frac{125}{0,92765} = 134 \text{ millicuries.}$$

2° *Un médecin dispose d'un tube d'émanation dont la teneur à l'origine était 200 millicuries.*

Ce tube est appliqué $1^j\,16^h\,30^m$ *après le scellement.*

L'application dure $2^j\,6^h\,45^m$, *c'est-à-dire jusqu'à un nouveau temps* t *de* $3^j\,23^h\,15^m$.

A quelle quantité d'émanation détruite correspond l'application?

Calculons d'abord quelle était la quantité d'émanation au moment de l'application, c'est-à-dire après $1^j\,16^h,30^m$.

$$1^j\,16^h,30^m = 1^j\,16^h,50.$$

Pour $1^j\,16^h$ on a :

$$e^{-\lambda t} = 0,74052, \qquad \delta = 0,00554\,;$$

d'où, pour $1^j\,16^h,50$:

$$e^{-\lambda t} = 0,74052 - (0,50 \times 0,00554) = 0,73775.$$

$$q = 200 \times 0,73775 = 147,55 \text{ millicuries.}$$

Calculons maintenant quelle est la quantité d'émanation à la fin de cette application, soit après un temps $t = 3^j\,23^h,15^m$.

$$3^j 23^h 15^m = 3^j\,23^h,25 = 3^j\,21^h + 2^h,25.$$

Pour $3^j\,2\,1^h$ on a :

$$e^{-\lambda t} = 0{,}49737, \quad \delta = 0{,}00369, \quad \delta' = 0{,}00008,$$

d'où, pour $3^j\,21^h + 2^h{,}25$:

$$e^{-\lambda t} = 0{,}49737 - (2{,}25 \times 0{,}00369) = 0{,}4891175;$$

et si l'on veut une plus grande approximation :

$$e^{-\lambda t} = 0{,}49737 - (2{,}25 \times 0{,}00369) - \frac{2{,}25}{2} \times \left(1 - \frac{2{,}25}{3\,(^1)} \times 0{,}00008\right) = 0{,}4890950.$$

$$q = 200 \times 0{,}4890950 = 97{,}819 \text{ millicuries.}$$

L'application correspond donc à la destruction de $147{,}55 - 97{,}82 = 49{,}73$ millicuries.

Table B.

Cette table permet de calculer la quantité d'émanation q accumulée en un temps t dans un vase clos contenant une substance radifère connue, la quantité initialement présente étant supposée nulle, cette substance dégageant par heure une quantité d'émanation Δ. On a :

$$q = \Delta \times \frac{1}{\lambda}\left(1 - e^{-\lambda t}\right).$$

(1) 3 représente l'intervalle de t à l'endroit correspondant.

Exemple. — *Quelle sera la quantité d'émanation q accumulée dans $4^j 5^h,15^m$ par une solution dégageant par heure une quantité d'émanation Δ?*

$$4^j 5^h,15^m = 4^j 5^h,25 = 4^j 3^h + 2^h,25.$$

Pour $4^j 3^h$ on a :

$$\frac{1}{\lambda}\left(1 - e^{-\lambda t}\right) = 69,847,$$

$$\delta = 0,470, \qquad \delta' = 0,011;$$

d'où, pour $4^j 3^h + 2^h,25$:

$$\frac{1}{\lambda}\left(1 - e^{-\lambda t}\right) = 69,847 + (2,25 \times 0,470) = 70,9045.$$

ou si l'on veut une plus grande approximation :

$$\frac{1}{\lambda}\left(1 - e^{-\lambda t}\right) = 69,847 + (2,25 \times 0,470)$$

$$+\left(\frac{2,25}{2} \times 1 - \frac{2,25}{3} \times 0,011\right) = 70,90759375,$$

$$q = \Delta \times 70,90759375.$$

Dans les dosages par l'émanation, la quantité q est connue, ainsi que le temps t; on en déduit Δ, c'est-à-dire la quantité d'émanation produite par heure par la solution d'où l'on tire la quantité de Radium, sachant que 1 gramme Ra donne par heure 0,00751 Curie.

De même si l'on a une solution titrée de Ra, on connaîtra Δ, et on déduira la valeur de q.

L'expression $\frac{1}{\lambda}(1 - e^{-\lambda t})$ représente le temps réduit du temps t, c'est-à-dire le temps pendant lequel la quantité d'émanation accumulée se serait formée, si cette émanation ne subissait pas la loi de désintégration.

Tableau A

$\lambda = 0,00751 \text{ (heure)}^{-1}$

Si une quantité d'émanation = 1 se détruit spontanément en vase clos, qu'en restera-t-il après un temps t?

t		QUANTITÉ RESTANTE $e^{-\lambda t}$	δ 0,00	t		QUANTITÉ RESTANTE $e^{-\lambda t}$	δ par heure 0,00	δ' par heure 0,0000	t		QUANTITÉ RESTANTE $e^{-\lambda t}$	δ par heure 0,00	δ' par heure 0,0000
jours	heures			jours	heures				jours	heures			
	0	1,00000	748	2	4	0,67670	504	8	9	8	0,18596	1376	42
	1	0,99252	743	2	6	0,66662	497	8	9	12	0,18045	1325	61
	2	0,98509	737	2	8	0,65668	489	7	9	18	0,17250	1267	58
	3	0,97772	731	2	10	0,64689	482	7	10	0	0,16490	1211	56
	4	0,97041	726	2	12	0,63725	475	7	10	6	0,15764	1158	53
	5	0,96315	721	2	14	0,62775	468	7	10	12	0,15069	1107	51
	6	0,95594	715	2	16	0,61839	461	7	10	18	0,14405	1058	49
	7	0,94879	710	2	18	0,60917	454	7	11	0	0,13771	1011	47
	8	0,94169	705	2	20	0,60009	447	7	11	6	0,13164	0967	45
	9	0,93464	699	2	22	0,59114	441	7	11	12	0,12584	0924	43
	10	0,92765	694	3	0	0,58233	432	9	11	18	0,12029	0883	41
	11	0,92071	689	3	3	0,56936	423	9	12	0	0,11499	0844	39
	12	0,91382	684	3	6	0,55667	413	9	12	6	0,10993	0807	37
	13	0,90698	678	3	9	0,54427	404	9	12	12	0,10508	0772	36
	14	0,90020	674	3	12	0,53214	395	9	12	18	0,10045	0738	34
	15	0,89346	668	3	15	0,52029	386	9	13	0	0,09603	0700	43
	16	0,88678	664	3	18	0,50870	378	9	13	8	0,09043	0659	41
	17	0,88014	658	3	21	0,49737	369	8	13	16	0,08516	0621	38

jours	heures	QUANTITÉ RESTANTE $e^{-\lambda t}$	δ 0,00	jours	heures	QUANTITÉ RESTANTE $e^{-\lambda t}$	δ par heure 0,00	δ' par heure 0,0000	jours	heures	QUANTITÉ RESTANTE $e^{-\lambda t}$	δ par heure 0,00	δ' par heure 0,0000
	18	0,87356	654	4	0	0,48629	361	8	14	0	0,08019	0585	36
	19	0,86702	648	4	3	0,47545	353	8	14	8	0,07551	0551	34
	20	0,86054	644	4	6	0,46486	345	8	14	16	0,07111	0518	32
	21	0,85410	639	4	9	0,45450	338	8	15	0	0,06696	0488	30
	22	0,84771	635	4	12	0,44438	330	8	15	8	0,06306	0460	28
	23	0,84136	629	4	15	0,43448	323	7	15	16	0,05938	0433	27
1	0	0,83507	625	4	18	0,42480	315	7	16	0	0,05592	0408	25
1	1	0,82882	620	4	21	0,41533	308	7	16	8	0,05266	0384	24
1	2	0,82262	615	5	0	0,40608	3004	9	16	16	0,04959	0361	22
1	3	0,81647	611	5	4	0,39406	2915	9	17	0	0,04670	0340	21
1	4	0,81036	607	5	8	0,38240	2829	9	17	8	0,04397	0321	20
1	5	0,80429	601	5	12	0,37109	2745	8	17	16	0,04141	0302	19
1	6	0,79828	598	5	16	0,36010	2664	8	18	0	0,03900	02800	26
1	7	0,79230	592	5	20	0,34945	2585	8	18	12	0,03563	02559	24
1	8	0,78638	589	6	0	0,33911	2509	8	19	0	0,03256	02339	22
1	9	0,78049	584	6	4	0,32907	2435	7	19	12	0,02976	02137	20
1	10	0,77465	579	6	8	0,31933	2363	7	20	0	0,02719	01953	18
1	11	0,76886	576	6	12	0,30988	2293	7	20	12	0,02485	01785	17
1	12	0,76310	570	6	16	0,30071	2225	7	21	0	0,02271	01631	15
1	13	0,75740	567	6	20	0,29181	2159	7	21	12	0,02075	01490	14
1	14	0,75173	563	7	0	0,28318	2095	6	22	0	0,01896	01362	13
1	15	0,74610	558	7	4	0,27480	2033	6	22	12	0,01733	01244	12
1	16	0,74052	554	7	8	0,26667	1973	6	23	0	0,01584	01137	11
1	17	0,73498	550	7	12	0,25877	1914	6	23	12	0,01447	01039	098
1	18	0,72948	546	7	16	0,25112	1858	6	24	0	0,01322	00950	090
1	19	0,72402	541	7	20	0,24368	1803	5	24	12	0,01208	00868	082
1	20	0,71861	538	8	0	0,23647	1750	5	25	0	0,01104	00793	075
1	21	0,71323	534	8	4	0,22948	1698	5	25	12	0,01009	00725	068
1	22	0,70789	529	8	8	0,22268	1648	5	26	0	0,00922	00633	126
1	23	0,70260	526	8	12	0,21609	1599	5	27	0	0,00770	00529	105
2	0	0,69734	522	8	16	0,20970	1551	5	28	0	0,00643	00441	087
2	1	0,69212	517	8	20	0,20349	1506	5	29	0	0,00537	00369	073
2	2	0,68695	514	9	0	0,19747	1461	4	30	0	0,00448	—	—
2	3	0,68181	511	9	4	0,19163	1418	4	∞		0,00000		

Tableau B

$\lambda = 0{,}00751$ (heure)$^{-1}$

Si une quantité d'émanation = 1 est produite par heure par une substance radifère privée d'émanation au début, quelle sera la quantité accumulée en vase clos après un temps t ?

t		QUANTITÉ ACCUMULÉE		t		QUANTITÉ ACCUMULÉE			t		QUANTITÉ ACCUMULÉE		
jours	heures	$\frac{1}{\lambda}\left(1-e^{-\lambda t}\right)$	δ	jours	heures	$\frac{1}{\lambda}\left(1-e^{-\lambda t}\right)$	δ par heure	δ' par heure 0,0	jours	heures	$\frac{1}{\lambda}\left(1-e^{-\lambda t}\right)$	δ par heure	δ' par heure 0,00
	0	0,000	0,996	2	4	43.049	0,672	10	9	8	108.395	0,1832	56
	1	0,996	0,989	2	6	44.392	0,662	10	9	12	109.127	0,1764	81
	2	1,985	0,982	2	8	45.715	0,652	10	9	18	110.186	0,1687	78
	3	2,967	0,974	2	10	47.019	0,642	10	10	0	111.198	0,1612	74
	4	3,941	0,966	2	12	48 303	0,632	10	10	6	112.165	0,1541	71
	5	4,907	0,960	2	14	49.568	0,623	09	10	12	113.090	0,1473	68
	6	5,867	0,952	2	16	50.814	0,614	09	10	18	113.974	0,1409	65
	7	6,819	0,945	2	18	52 041	0,605	09	11	0	114.820	0,1346	62
	8	7,764	0,939	2	20	53.251	0,596	09	11	6	115.627	0,1287	59
	9	8,703	0,931	2	22	54.442	0,587	09	11	12	116.400	0,1230	57
	10	9,634	0,924	3	0	55 615	0,576	13	11	18	117.138	0,1176	54
	11	10,558	0,917	3	3	57.343	0,563	13	12	0	117.844	0,1124	52
	12	11,475	0,911	3	6	59.082	0,550	13	12	6	118.518	0,1075	50
	13	12,386	0,903	3	9	60.683	0,538	12	12	12	119 163	0,1028	47
	14	13,289	0,897	3	12	62.298	0,526	12	12	18	119.780	0,0982	45
	15	14,186	0,890	3	15	63.876	0,514	12	13	0	120.369	0,0932	58
	16	15.076	0,884	3	18	65.420	0,503	11	13	8	121.115	0,0876	54
	17	15,960	0,876	3	21	66.929	0,492	11	13	16	121.817	0,0826	51
	18	16.836	0,871	4	0	68.404	0,481	11	14	0	122.478	0,0778	48
	19	17.707	0,863	4	3	69.847	0,470	11	14	8	123.101	0,0733	45
	20	18.570	0,858	4	6	71.257	0,460	11	14	16	123.687	0,0690	43
	21	19.428	0,851	4	9	72.636	0,450	10	15	0	124.239	0,0650	40
	22	20.279	0,844	4	12	73.984	0,440	10	15	8	124.759	0,0612	38
	23	21.123	0,838	4	15	75.303	0,430	10	15	16	125.249	0,0576	36
1	0	21.961	0,832	4	18	76.591	0,421	10	16	0	125.710	0,0543	34
1	1	22.793	0,826	4	21	77.852	0,411	09	16	8	126.144	0,0511	32
1	2	23.619	0,820	5	0	79.084	0,4000	12	16	16	126.553	0,0481	30
1	3	24.439	0,813	5	4	80.684	0,3882	12	17	0	126.938	0,0453	28
1	4	25.252	0,807	5	8	82.237	0,3767	11	17	8	127.300	0,0427	26
1	5	26.059	0,802	5	12	83.748	0,3656	11	17	16	127.642	0,0402	25
1	6	26 861	0,795	5	16	85.206	0,3547	11	18	0	127.968	0,03729	35
1	7	27.656	0,789	5	20	86.625	0,3442	10	18	12	128.411	0,03408	32
1	8	28.445	0,784	6	0	88.002	0,3341	10	19	0	128 820	0,03114	29
1	9	29.229	0,777	6	4	89.338	0,3242	10	19	12	129.193	0,02846	27
1	10	30.006	0,772	6	8	90.635	0,3146	10	20	0	129.535	0,02600	25
1	11	30.778	0,766	6	12	91.893	0,3053	09	20	12	129.847	0,02376	23
1	12	31.544	0,760	6	16	93.114	0,2962	09	21	0	130.132	0,02171	21
1	13	32.304	0,755	6	20	94.299	0,2875	09	21	12	130.393	0,01984	19
1	14	33.059	0,749	7	0	95.449	0,2790	09	22	0	130.631	0,01813	17
1	15	33.808	0,743	7	4	96.565	0,2707	08	22	12	130.848	0,01657	16
1	16	34.551	0,738	7	8	97.648	0,2627	08	23	0	131.047	0,01514	14
1	17	35.289	0 732	7	12	98.699	0,2549	08	23	12	131.229	0,01384	13
1	18	36.021	0,727	7	16	99.718	0,2474	08	24	0	131.395	0,01264	12
1	19	36.748	0,721	7	20	100.708	0,2401	07	24	12	131.547	0,01155	11
1	20	37.469	0,716	8	0	101.668	0,2330	07	25	0	131.685	0,01056	10
1	21	38.185	0,711	8	4	102.600	0,2261	07	25	12	131.812	0,00965	09
1	22	38.896	0,705	8	8	103.504	0,2194	07	26	0	131.928	0,00844	17
1	23	39.601	0,700	8	12	104.382	0,2129	06	27	0	132.130	0,00705	14
2	0	40.301	0,694	8	16	105 233	0,2066	06	28	0	132.300	0,00588	12
2	1	40.995	0,690	8	20	106.059	0,2005	06	29	0	132.441	0,00481	10
2	2	41.685	0,684	9	0	106.861	0,1945	06	30	0	132.559	—	—
2	3	42.369	0,680	9	4	107.639	0,1888	06	∞		133.156		

Données numériques.

Poids atomiques. Ur = 238,5; Th = 232,4; Ra = 226,4; Pb = 207,10; He = 3,99. Émanation du Radium (Nt) = 222,4.

Dégagement de chaleur par 1 gramme de Ra privé de ses produits de désintégration = 25,2 calories-grammes par heure.

Dégagement de chaleur par 1 gramme de Ra avec ses produits de désintégration = 132,3 calories-gramme par heure.

Production d'Hélium par gramme de Ra en équilibre = 156 millimètres cubes par an.

Quantité de Radium en équilibre avec 1 gramme d'Uranium, d'après Rutherford et Boltwood, $= 3,4 \times 10^{-7}$.

Émanation du Radium :

1 Curie = quantité d'émanation en équilibre avec 1 gramme Ra.

Volume de 1 Curie émanation = $0^{mm^3},6$ à 0°C. et 760 millimètres.

Liquéfié à — 62°C. et 760 millimètres; solide à — 71°.

Température critique + 104°5.

		Curie d'émanation par heure.
1 gr Ra	produit	0,00751
1 gr Ra Br^2	—	0,00438
1 gr Ra $Br^2,2H^2O$	—	0,00403
1 gr Ra Cl^2	—	0,00572
1 gr Ra $Cl^2,2H^2O$	—	0,00510

1 mgr.-min. émanation en Ra = 125,0 millimicrocuries;

1 mgr.-min. émanation en $RaBr^2$ = 73,4 millimicrocuries.

Tableau d'équivalence entre le Radium et ses différents sels.

Ra	$RaBr^2$	$RaBr^22H^20$	$RaCl^2$	$RaCl^22H^20$	$RaSO^4$	$RaCO^3$
100,0	171,2	186,5	131,5	147,3	142,7	126,4
58,3	100,0	108,8	76,7	86,0	83,2	73,7
53,6	91,8	100,0	70,5	79,0	76,5	67,8
76,0	130,3	141,5	100,0	112,0	108,3	96,1
67,9	116,2	126,5	89,2	100,0	96,6	85,8
70,0	120,1	130,7	92,3	103,5	100,0	88,8
79,2	135,5	147,4	104,0	116,3	112,6	100,0

Tableau des données numériques relatives aux corps radioactifs.

SUBSTANCES	CONSTANTE radioactive en sec.$^{-1}$ λ	PÉRIODE T	VIE MOYENNE θ	VALENCE	RAYONNEMENT	PARCOURS des rayons α dans l'air, en cm. à 0°	à 15°	ÉPAISSEUR EN cm. absorbant la moitié du rayonnement. Aluminium β	Plomb γ	DONNÉES DIVERSES
		DE L'ORDRE DE :								
Uranium 1	$4{,}1\times10^{-18}$	$5{,}0\times10^{10}$ ans	8×10^{9} ans	6	α	2,37	2,50	....	....	Métal. Poids atomique = 238,5.
Uranium Y	$7{,}5\times10^{-6}$	25,5 heures	....	4	β	....	....	....	....	
Uranium X_1	$3{,}3\times10^{-7}$	24,6 jours	35,5 jours	4	β, γ	....	....	0,048	0,96	
Uranium X_2	0,010	1,15 min.	....	5	β	....	....	0,001		
Uranium$_2$	$1{,}1\times10^{-14}$	2×10^{6} ans?	....	6	α	2,75	2,90	....	....	
Ionium	$2{,}2\times10^{-13}$	10^{5} ans.	....	4	α	2,85	3,00	....	....	
		DE L'ORDRE DE :								
Radium	$1{,}26\times10^{-11}$	1730 ans	2500 ans	2	α, β	3,13	3,30	0,002	....	Métal alcalin-terreux. Poids atomique = 226,5. Dégagement de chaleur par gr. Ra, en équilibre radioactif et par h. : 134,7 cal. Production d'Hélium par gr. Ra en équilibre radioactif par j. : 0,5 mm³
Émanation du Radium	$2{,}085\times10^{-6}$	3,85 jours	5,55 jours	0	α	3,94	4,16	....	....	Gaz inerte. Poids atomique environ 220. Tempᵉ d'ébullition à la pression 760ᵐᵐ = — 62°. Tempᵉ de solidification à la pression 760ᵐᵐ = — 71°. Tempᵉ de condensation de l'émanation diluée au contact de parois froides : vers — 150 Volume en équilibre avec 1 gr. Ra = 0,6 mm³. Coeffic. de diffus. dans l'air = 0,1. Coef. de sol. dans l'eau à 15° = 0,3.
Radium A	$3{,}85\times10^{-3}$	3,0 min.	4,3 min.	6	α	4,50	4,75		....	Volatil vers 800° — 900°.
Radium B	$4{,}33\times10^{-4}$	26,7 min.	38,5 min.	4	β	....	....	0,053 0,001	....	Volatil vers 600° — 700°.
Radium C: Radium C_1	$5{,}93\times10^{-4}$	19,5 min.	28,1 min.	5	$\alpha\beta\gamma$	....	....	0,053 0,013	1,51 1,22	Volatil vers 800° — 1300°.
Radium C: Radium C_2	$8{,}3\times10^{-3}$	1,4 min.	....	3	β	....	....			
Radium C: Radium C'	7×10^{-5}	10^{-6} sec.?	....	6	α	6,57	6,94	....	....	
Radium D	$1{,}39\times10^{-9}$	15,83 ans	21 ans	4	β	....	....	....	....	Volatil au-dessous de 1000°.
Radium E	$1{,}66\times10^{-6}$	4,85 jours	6,8 jours	5	β	....	....	0,016	....	
Radium F. Polonium	$5{,}90\times10^{-8}$	136 jours	200 jours	6	α, β?	3,58	3,77	....	....	Volatil à 1000°.
Actinium	1×10^{-10}	200 ans ?	....	3	α?	....	3,56	....	....	Métal du groupe des terres rares.
Radioactinium	$4{,}25\times10^{-7}$	18,8 jours	28,0 jours	4	α, β	4,36	4,60	0,004	..	
Actinium X	$7{,}6\times10^{-7}$	10,4 jours	15 jours	2	α	4,17	4,40	....	..	
Emanation d'Actinium	0,18	3,9 sec.	5,6 sec.	0	α	5,40	5,70	....	....	Gaz, Tempᵉ de condensation sur des parois froides : envir. — 150° Coef. de diffusion dans l'air 0,11.
Actinium A	350	0,002 sec.	....	6	α	6,16	6,50	....	....	
Actinium B	$3{,}2\times10^{-4}$	36,1 min.	52,1 min.	4	β	....	....	....	....	Volatil vers 400°.
Actinium C_1	$5{,}37\times10^{-3}$	2,15 min.	3,1 min.	5	α, β?	5,12	5,40	....		Volatil vers 700°.
Actinium D	$2{,}26\times10^{-3}$	4,71 min.	7,3 min.	3	β, γ	....	....	0,024	0,35 0,19	
Actinium C_2	7,00	0,001 sec.		6	α		6,45			
		DE L'ORDRE DE :								
Thorium	$1{,}2\times10^{-18}$	$1{,}5\times10^{10}$ a.	$2{,}5\times10^{10}$ a.	4	α	2,58	2,72	....	....	Métal. Poids atomique = 232.
Mésothorium 1	$4{,}0\times10^{-9}$	5,5 ans	7,9 ans	2	....	....	....		....	
Mésothorium 2	$3{,}1\times10^{-5}$	6,2 heures	8,9 heures	3	β, γ	....	....	0,034 0,018	1,4	
Radiothorium	$1{,}09\times10^{-8}$	2,02 ans	2,9 ans	4	α	3,67	3,87	....	....	
Thorium X	$2{,}20\times10^{-6}$	3,64 jours	5,25 jours	2	α	4,08	4,30	....	....	
Emanation du Thorium	0,0128	54 sec.	75 sec.	0	α	4,74	5,00	....	..	Gaz. Tempᵉ de condensation sur des parois froides : — 120° à — 150° Coef. de diffusion dans l'air 0,1.
Thorium A	5,0	0,14 sec.	....	6	α	5,40	5,70	....	....	
Thorium B	$1{,}8\times10^{-5}$	10,6 heures	15,3 heures	4	β	....	....	0,005	....	
Thorium C_1	$1{,}9\times10^{-4}$	60 min.	....	5	α, β	4,55	4,80	....		
Thorium D	$3{,}7\times10^{-3}$	3,1 min.	4,5 min.	3	β, γ	....	....	0,004	1,51 1,22	
Thorium C_2	7×10^{-10}	10^{-11} sec.?	....	6	α	8,16	8,60	....	....	
Potassium	....	....	....	..	β	....	....	....	....	Métal. Poids atomique = 39,1
Rubidium	....	....	....	..	β	....	....	....	....	Métal. Poids atomique = 85,1

N. B. — Ce tableau a été établi à l'aide des chiffres les plus récents publiés par Mᵐᵉ Curie, MM. Kolowrat, Laborde, Gera d L. Vendt, etc.

Tableau périodique des éléments (*d'après Soddy*).

	Groupe O	Groupe I	Groupe II	Groupe III	Groupe IV	Groupe V	Groupe VI	Groupe VII	Groupe VIII		
Hydrogène 1.008	Hélium He 3.99	Lithium Li 6.94	Berylium Be 9.1	Bore B 11.0	Carbone C. 12.00	Azote N 14.01	Oxygène O 16.00	Fluor F 19.0			
	Néon Ne 20.2	Sodium Na 23.00	Magnésium Mg 24.32	Aluminium Al 27.1	Silicium Si 28.3	Phosphore P 31.04	Soufre S 32.07	Chlore Cl 35.46			
	Argon A 39.88	Potassium K 39.10	Calcium Ca 40.07	Scandium Sc 44.1	Titanium Ti 48.1	Vanadium V 51.0	Chrome Cr 52.0	Manganèse Mn 54.93	Fer Fe 55.84	Cobalt Co 58.97	Nickel Ni 58.68
		Cuivre Cu 63.57	Zinc Zn 65.37	Gallium Ga 69.9	Germanium Ge 72.5	Arsenic As 74.96	Selenium Se 79.2	Brome Br 79.92			
	Krypton Kr 82.92	Rubidium Rb 85.45	Strontium Sr 87.63	Yttrium Yt 89.0	Zirconium Zr 90.6	Niobium Nb 93,5	Molybdène Mo 96.0	—	Ruthénium Ru 101.7	Rhodium Rh 102.9	Palladium Pd 106.7
		Argent Ag 107.88	Cadmium Cd 112.40	Indium In 114.8	Etain Sn 119.0	Antimoine Sb 120.2	Tellure Te 127.5	Iode I 126.92			
	Xenon Xe 130.2	Caesium Cs 132.81	Barium Ba 137.37	[Lanthane La 139.0	Cérium Ce 140.25		Praséodyme Pr 140.6	Néodyme Nd 144.3	Samarium Sa 150.4		
	Europium Eu 152.0	Gadolinium Gd 157.3		Terbium Tb 159.2		Dysprosium Dy 162.5		Erbium Er 167.7			
	Thulium Tm 168.5	Ytterbium Yb 172.0		Lutécium Lu 174.0]		Tantale Ta 181.5	Tungstène W 184.0	—	Osmium Os 190.9	Iridium Ir 193.1	Platine Pt 195.2
		Or Au 197.2	Mercure Hg 200.6	Thallium Tl 204.0	Plomb Pb 207.10	Bismuth Bi 208.0	(Polonium)	—			
	Emanation Radium 222	—	Radium Ra 226.0	Actinium	Thorium Th 232.4	Uranium X²	Uranium U 238.5				

Seuls les quatre espaces marqués — sont des places vacantes.

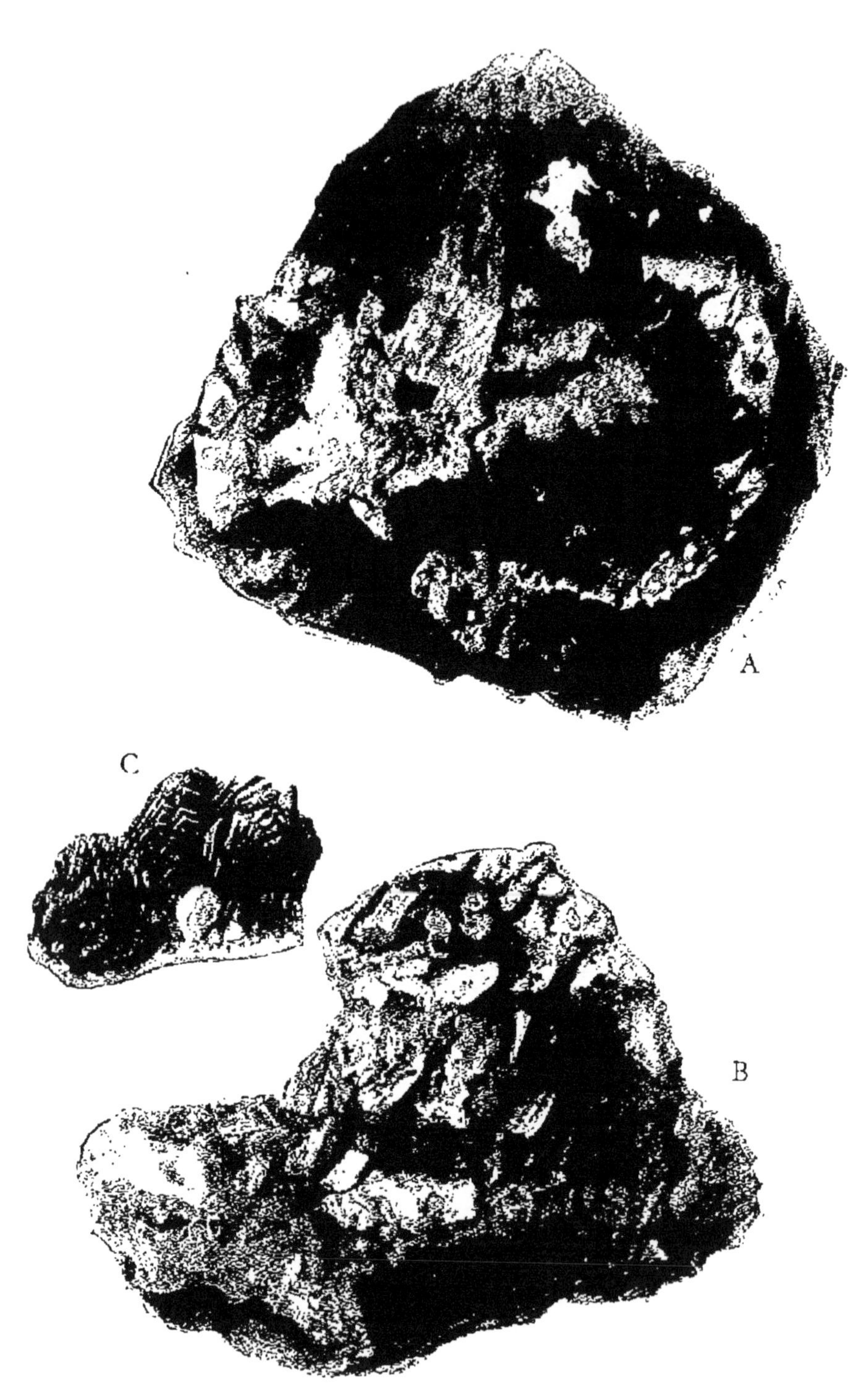

O. DOIN ET FILS, ÉDITEURS, PARIS.

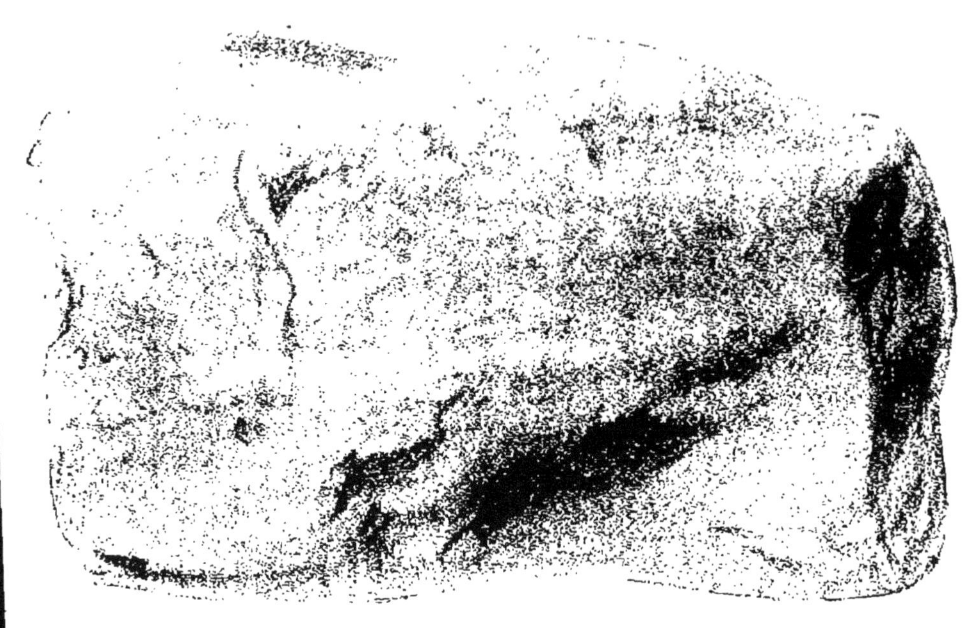

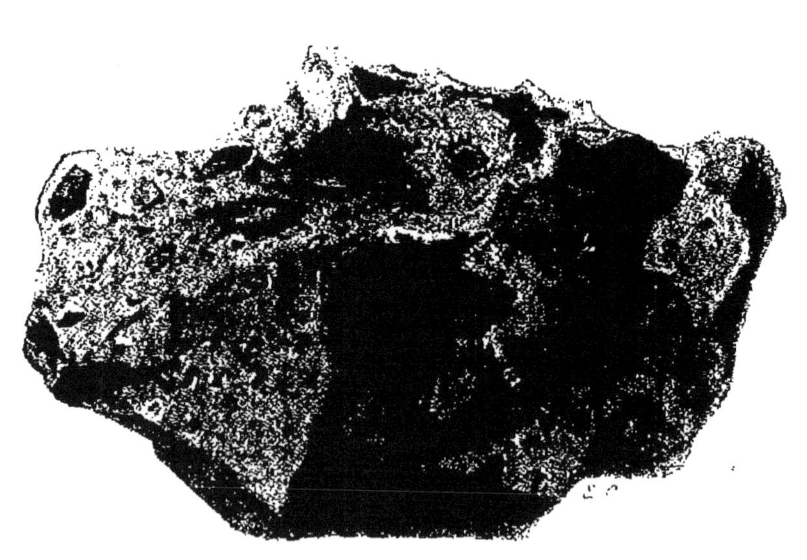

O. DOIN ET FILS, ÉDITEURS, PARIS.

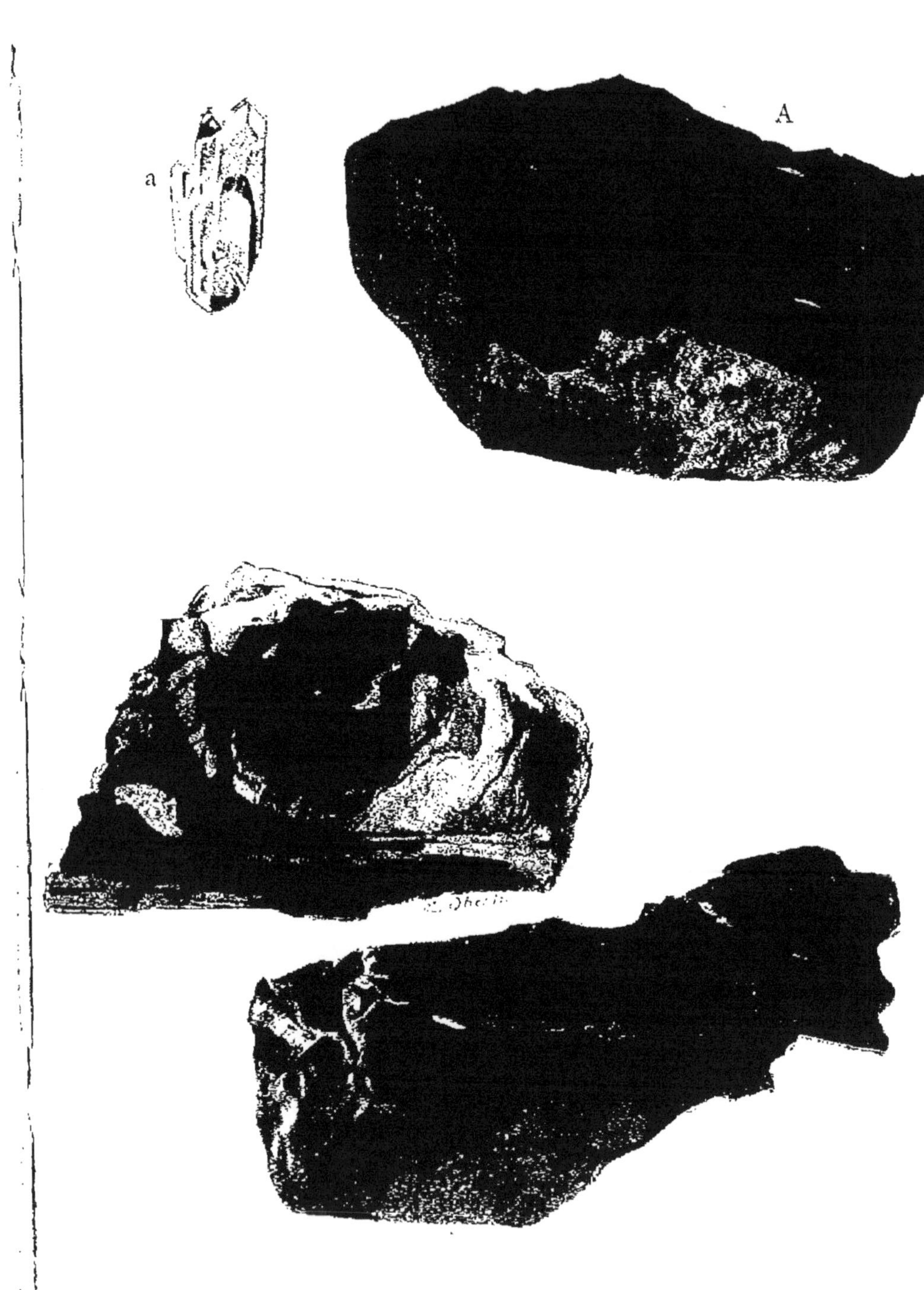

O. DOIN ET FILS, ÉDITEURS, PARIS.

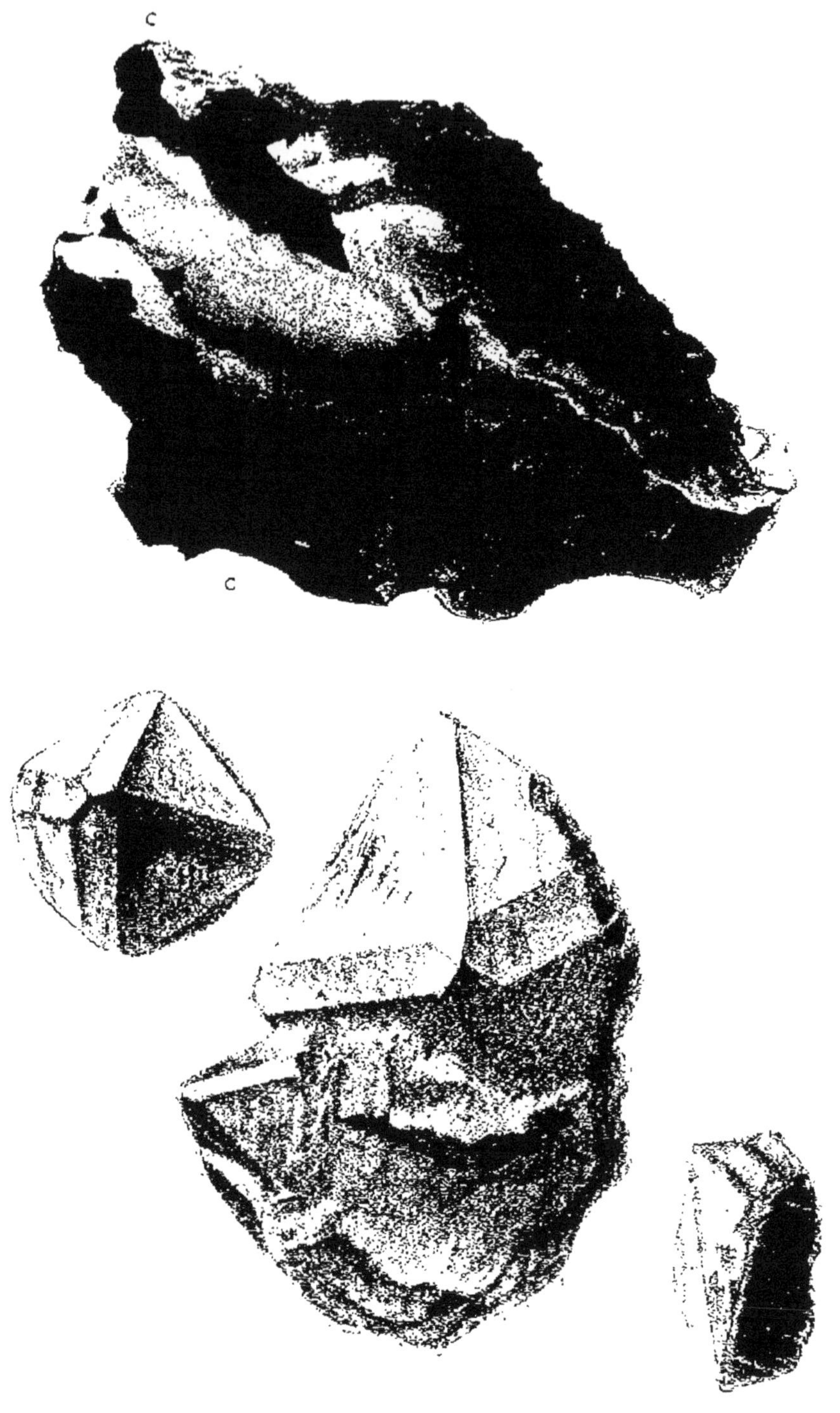

O. Doin et Fils, Éditeurs, Paris.

TABLE DES MATIÈRES

CHAPITRE II

CHAPITRE III

INDEX ALPHABÉTIQUE

BIBLIOGRAPHIE

Principaux ouvrages scientifiques concernant le Radium et la Radioactivité :

A. Batteli, A. Occhialini, S. Chella, *La Radioactivité et la Constitution de la matière*, traduit de l'italien par Mme Th. Batteli, 1910 (Gauthier-Villars, éditeur).

Besson P., *Le Radium et la Radioactivité*, 1909 (Gautier-Villars, éditeur).

Blanc G.-A., *Radioactivité?*

Curie (Mme P.), *Traité de Radioactivité*, 1910 (Gautier-Villars, éditeur).

Escard J., *Les Phénomènes radioactifs. Le Radium et ses propriétés*, 1909.

Joly J., *Radioactivity and géology?*

Laborde A., *Méthodes de mesures employées en radioactivité* (Gauthier-Villars, éditeur).

Rutherford E., *Radioactive Substances and their Radiations,* 1913.

Soddy, *The Chemitry of the Radio-Elements,* 1915.

OUVRAGES MÉDICAUX

Barcat J., *Précis de Radiumthérapie*, 1912 (A. Maloine, éditeur).

Oudin P. et A. Zimmern, *Radiothérapie, Roentgenthérapie, Radiumthérapie,* 1913 (Baillière, éditeur).

Wickham et Degrais, *Traité de Radiumthérapie*, réédition 1912 (Baillière, éditeur).

Wickham et Degrais, *Le Radium, son emploi dans le traitement du cancer, des angiomes, chéloïdes, tuberculoses locales et autres affections,* 1913 (Baillière, éditeur).

93-15-2

37 551. — TOURS, IMPRIMERIE MAME

www.ingramcontent.com/pod-product-compliance
Ingram Content Group UK Ltd.
Pitfield, Milton Keynes, MK11 3LW, UK
UKHW020242250726
13967UKWH00004B/1484

9 782012 892132